治る！
ガンの
新「常識」

アカデミー・オブ・ワールド・ヒーリング 編

たま出版

はじめに

これだけ医学が進歩している現代においても、「不治の病」と恐れられている「ガン」。もしあなたがガンだと宣告されたら、「まさか自分が⁉」とまず驚き、何の疑いもなく大病院の治療を頼られる方がほとんどでしょう。ましてや「あと半年もつかどうか」などと言われれば、お医者様が勧めるままの外科手術、薬物療法、放射線療法といった三大医療を受けられても無理はありません。

しかし、ガンが治癒できる病気であることが分かればどうでしょう？　また、大病院の立派な施設と、高等な教育を受けた医者だけが、治癒できるのでしょうか。それが、タダ同然の民間療法で治ってしまったとしたら……？　それは、医学産業にとっては大打撃になるでしょうが、ガン宣告を受けた方々にとっては願ってもないことではないでしょうか。

「ガン宣告＝死の宣告」という観念を、まず取り去らなければなりません。

ガンに対する正しい知識があれば、ガンは怖いものではなくなります。「どうやって治したらよいのか」分からないから怖いのです。そもそも「かかったら最後、決して治る病気ではない」と思い込んでおられる方も少なくないはずです。

そのためには、「ガンとは何か」「それを治す方法」を知っておく必要があるでしょう。

知識は希望の光となり得ます。

本書では、今までの医学の常識では分からなかった、「ガン」の正体を明かし、限りなく副作用がゼロに近く、しかも優れた効果を発揮する治療法の数々をご紹介していきます。特に先進国において、あまりに絶大な効果を発揮するため、製薬会社や医学業界から締め出されてきたものを集めてみました。

日本の医療費を見ても、全体の年間35兆円のうち12％以上、アメリカでも3百億〜6百億ドルと言われる「ガン」医療は、巨額な産業として黙って見逃す手はないわけです。このドル箱稼ぎのガンが、いとも簡単な方法で治ってしまっては、この産業にとっては大打撃であり、その発展を妨げるものは、これまでにあらゆる手段によってつぶされてきたのです。

本書を執筆するにあたり、先進国から迫害された、効果抜群で安全な治療法の数々の調査を重ねました。そして、結論として実感したのは、「ガンは治る病気だ」ということです。自己免疫機能を高め、ガンを自然消滅に導き、「気がついたら治っていた」とか、「余命あと半年」などと宣告されたにもかかわらず、医師も首をかしげて不思議がる奇跡的な生還、そういう可能性を秘めた代替治療・健康法をご紹介いたします。

一方、患者さんのことを親身になって考える医師を否定するのは、本書の意図するところではありません。事実、そういう真剣な医師は多いのです。問題なのは、製薬会社を中心とした、医師を教育する現代の医療体質であり、一部の特権組織とそれに属する人たちなのです。医師が患者を救いたくても、他に選択肢がないと思わせている勢力があるわけです。

確かに、昔であれば死んでしまっているような病気やけがも、過去からの粋を集めた医学で、一命を取り留めたというケースは多々あります。したがって、現代医学の全てを否定する意図もありません。臨機応変に使い分けていく柔軟さも必要でしょう。しかし、医療を受ける側も、患者のためになる措置が講じられているかどうか、正しく判断していくことが大切です。

製薬会社が販売する「医薬品」を使い、大掛かりな装置を使う現代の治療法は、局所の症状を和らげるだけの「対症療法」なのです。しかし、実際に病気を治しているのは、実は本来人間に備わっている自己回復力・自然治癒力によるところが大きいのです。病気をつくった原因に遡《さかのぼ》って、根本的な治癒を行うという医療は、残念ながらまだ確立されていないと言ってよいでしょう。

そういった現代医療による教育の盲点から脱却し、病気の方々を救うために、安全で効果のある治療法を独学で懸命に模索されている医師も少なくありません。そういった方々がこれからも増えていってくださるように祈ります。

今や2人に1人がガンを患い、死亡者のうち3人に1人がガンで亡くなるという時代。1981年以降、死に至る病気のトップを占めてきた「ガン」。まもなく死亡者の2人に1人がガンで亡くなるという時代を迎えるでしょう。もはや「どうしてお亡くなりになったのですか」と訊くより、「何ガンでお亡くなりになったのですか？」と聞いた方が早いのかもしれません。

巨大産業のカモ、と言えば語弊がありますが、そうならないよう、正しい知識を身につけて、健康管理に気を配ることが大切です。

すでにガンと診断されてしまった方は、抗ガン剤による薬物療法、放射線療法、切開手術による摘出を行う前に、まずは本書で紹介するような、代替療法（Alternative Treatments）を検討してみてください。

たとえ今健康な方でも、いつ「ガン」と診断され、「余命あと数カ月」などと宣告されるやもしれません。自分の身に降りかかってから慌てふためくことのないよう、正しい知識を身につけておけば安心です。

なお、本書で紹介しております療法・処方は、代替治療を専門とする施設や専門家のアドバイスに基づいて行われることをお勧めしますが、ご自分で実践される場合は、よく内容を理解された上で、全て各自の責任において行ってください。

また、副作用がほとんどないとはいえ、人によってはアレルギー的な反応を起こしたり、過剰摂取をすれば弊害が起こる可能性は皆無ではないということも頭に入れておくべきでしょう。

それから、ここに書かれた内容とは異なる見解や、医学的にごくまれな例外と見なされる研究結果も発表されていることもあります。それには、現代医学との定義の違いや、観察条件の違いによる相違、よく分かっていないことが定説として常識化されてしまっていたりといったことも含まれています。

全てにおいて言えることですが、枝葉末節の観察に終始していて、木の全体像を見失うことがないように、あえてそうした内容を掲載し、各自のご判断に委ねる形とさせていただきたいので、ご了承ください。

また、本書では、インターネットなどで後日詳しく情報を調べられたい方のために、人名や名称などにできるだけ英語名を併記しております。

目次

はじめに　1

第1章　ガンはどうして出来るか……11
ガンは厄介者ではない／明らかにされた超微小生命体の特徴とは／ガンの正体とは／生命を守る超微小生命体／細胞分裂説と千島学説／誤解されているガン／生命の根源体（超微小生命体）が喜ぶ環境／ガンに対する新たな展開／ガンとは何か—まとめ

第2章　何もしない方がマシ……37
あなたが選ぶ治療法は？／三大療法以外は教えない現代医学／ちょっと待った！　検査のワナ／ガンで死ぬ患者はほとんどいない？

第3章　ガンにならない三つの臓器……59
臓器の温度が鍵を握る／ガンにならない臓器その①——心臓／ガンにならない臓器その②——脾臓／ガンにならない臓器その③——小腸

第4章　免疫と代謝……69
症状は病気ではない／免疫力の低下がもたらす意外な落とし穴／免疫力を下げる原因

第5章　食の安全と生活習慣、環境要因……81
知っておきたい食品の毒素／ガンに関わる意外な食品――砂糖の害／環境汚染物質／薬害、生活習慣、内的要因

第6章　自分でも簡単にできる免疫力アップの健康法……101
丹田健康法／入浴法／呼吸法／水分補給法／マイナスイオン効果／頭脳労働／野菜スープ

第7章　効果の高い代替治療……121
高濃度ビタミンC点滴療法／過酸化水素療法／レアトリル（ビタミンB17）点滴療法――驚異のアミグダリン／ガストン・ネサン　714X療法――ソマチッドが働きやすい環境をつくる／ルドルフ・シュタイナー――ヤドリギ療法／ゲルソン療法――コーヒー浣腸／ロイヤル・ライフ　周波数治療器／温熱療法（ハイパーサーミア）

第8章　ガンに効果があるサプリメント……173
エラグ酸／エシアック／ホキシー・フォーミュラ／d-リモネン／DMSO／プロポリス／ゼオライト（沸石）――放射線の害に効果／その他のサプリメント
第9章　癒やしとは……193
心と体の密接な関係／癒やしをもたらすリラクセーションの方法／真の癒やしとは
第10章　Q&A――質疑応答……205
おわりに　228

第1章　ガンはどうして出来るか

ガンは厄介者ではない

「ガン細胞」というと、生命を脅かす嫌われ者の代表で、「体内にあってはならないもの」、「やっつけなければならない厄介者」と、ほとんどの方が思われているでしょう。

ところが、そうではないのです。

ガンになる原因として、細胞の遺伝子情報に傷がついて異常増殖するとか、DNAの突然変異でアポトーシス（自滅機能）に支障をきたしてガン化するとか、医学においてはいろいろな説がありますが、実はまだガンについては、よく分かっていないところが多いのです。ガン細胞が細胞分裂をするのであれば、細胞分裂をしない脳にどうして腫瘍が出来るのでしょうか。

実は、人間の体内、特に血液中には数多くの「生命の根源体」とでも言うべき超微小生命体が存在しています。それら「生命の根源体」（超微小生命体）が、宿り主である人間を守ろうとして、結果的に出来てしまうのが「ガン」なのです。

このように断言してしまいますと、「何の科学的根拠もない」と医学会からは、批評・

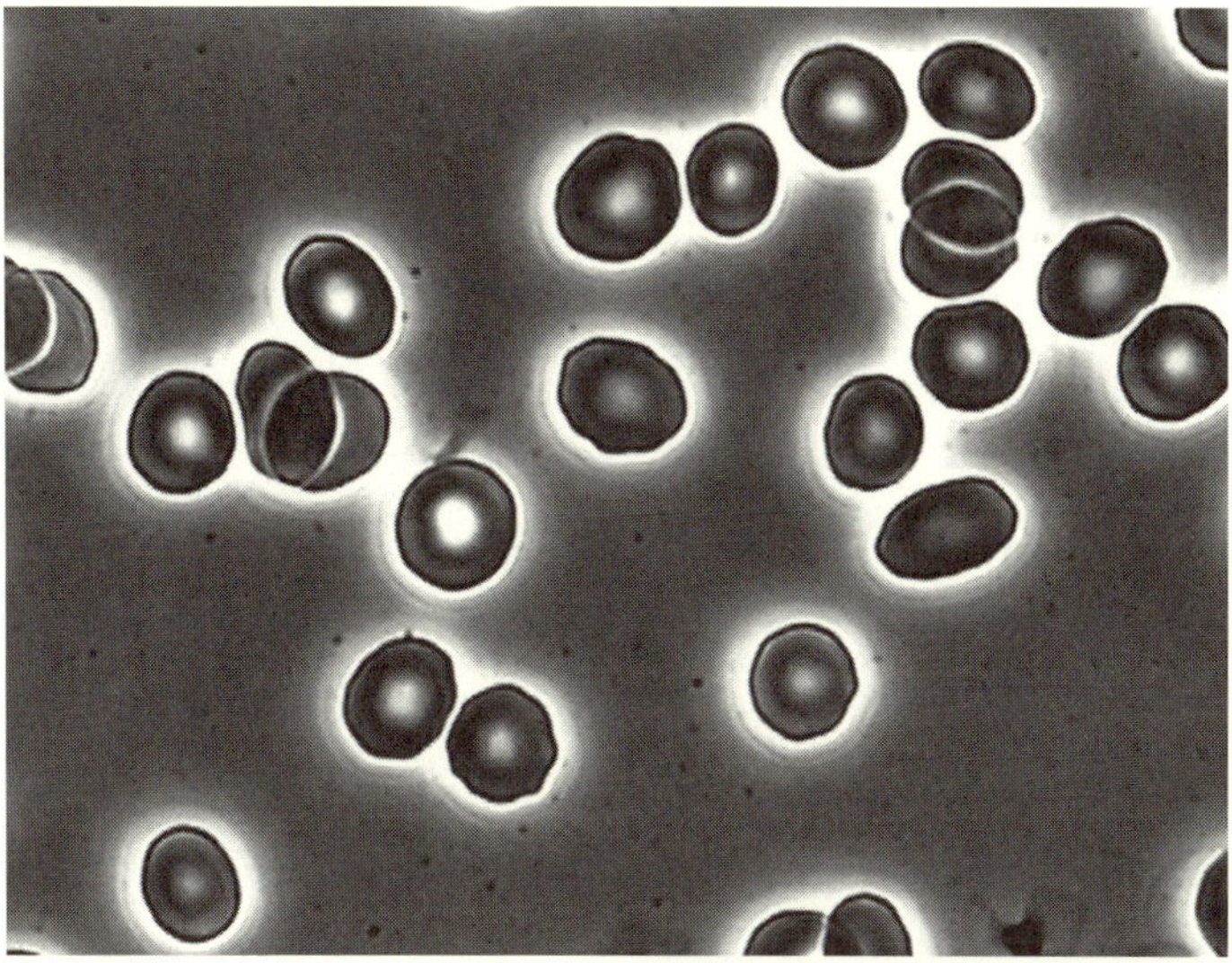

健康な人の血液の顕微鏡写真。
大きな球は赤血球。その周りで動く小さな黒い粒子が
超微小生命体

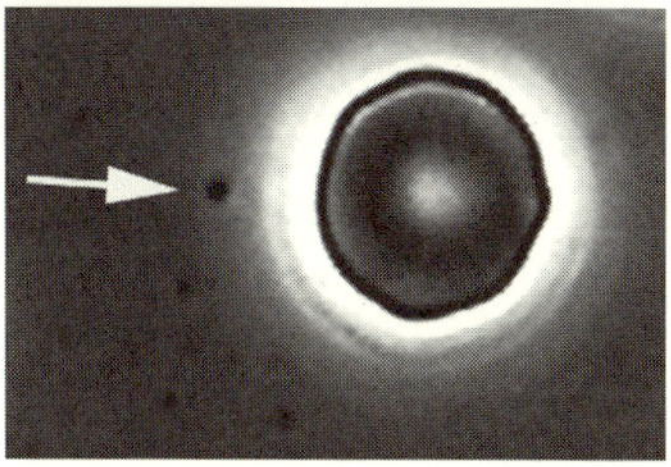

写真：微小生命体研究会

反発をくらうのは必至です。いや、一般の方でも「そんなバカな」とおっしゃるでしょう。ただ、近年この「生命の根源体」（超微小生命体）は、その物理的な側面において、その存在と役割が明らかにされつつあるのです。

後述の章に登場するカナダ在住のフランス人、ガストン・ネサン（Gaston Naessens）氏が発見した「ソマチッド（Somatid）」が有名になりつつありますが、オーストリアのウィルヘルム・ライヒ（Wilhelm Reich）氏が発見した「バイオン（Bion）」や、フランスのアントワーヌ・ベシャン（Antoine Béchamp）氏が発見した「マイクロザイマス（Microzymas）」、そのベシャンに学んだドイツのギュンター・エンダーレイン（Güenther Enderlein）氏が命名した「プロチット（Protit）」も、名称こそ違いますが、ソマチッドと同じく、「生命の根源体」（超微小生命体）のことであると考えられます。

まだ正式な名前はついておりませんが、この「生命の根源体」である超微小生命体の大きさは、赤血球の1万分の1〜1千分の1程度です。

電子顕微鏡では「動き」を捉えることができないため、これまで「生命体」としてのその存在を認識することができませんでした。しかし、3万倍という超高倍率の光学顕微鏡

ですから、「ガン」はもちろん出来ない方がよいのですが、決して「厄介者」ではないということを覚えておいてください。

さて、神のような叡智を持つというこの「生命の根源体」（超微小生命体）。全知全能の叡智があるのであれば、ガン化してしまった細胞を治すこともできるのではないでしょうか。そうです。治すことができるのです。実際に、ガンがいつの間にか消えてしまったという人の話をお聞きになったことはありませんか？

生命を守る超微小生命体

身体の中に問題が発生し、「このままでは生命体（人間）が生命を維持できなくなる」という危険信号を「生命の根源体」（超微小生命体）が感じ取りますと、その発生している問題の状況に合わせて、まさに神のような叡智をもって、臨機応変に対応していきます。

「この毒素には、こういう物質を発生させて、毒素を中和して」という具合に、実に懸命に生命体（人間）を守ろうとしてくれます。その結果、不死身であるこの「生命の根源体」（超微小生命体）自体が死んでしまうことはないのですが、毒素を取り込んで変形していくことがあります。

それでも、きちんと代謝が行われていれば、その「生命の根源体」（超微小生命体）の残骸・変容体が主に尿から体外に排出されていくのですが、免疫が低下しておりますと、代謝機能がうまく働かずに、局所に留まってしまいます。それが、いわゆる「ガン」とか「腫瘍」と呼ばれるものになるわけです。

「生命の根源体」（超微小生命体）は、状況に合わせていろいろな物質を取り込んで、そして時には必要な物質を作り出します。その作り出された物質や形態は千差万別で、それらをいくら見て研究しても切りがないのです。

そういうわけで、いくら「出来たガン細胞」を何兆円もかけて研究したところで、「生命の根源体」（超微小生命体）が体内環境に合わせて、自在に発生させて作り出す物質を、いちいち分析して理解することなど、とうていできるはずがないのです。

免疫に重要な役割を果たす「リンパ球」「好中球」「好塩基球」「マクロファージ」などの白血球は、この「生命の根源体」（超微小生命体）の配下にあり、赤血球、果ては全ての細胞に至るまで、その生成には「生命の根源体」（超微小生命体）が関与しています。

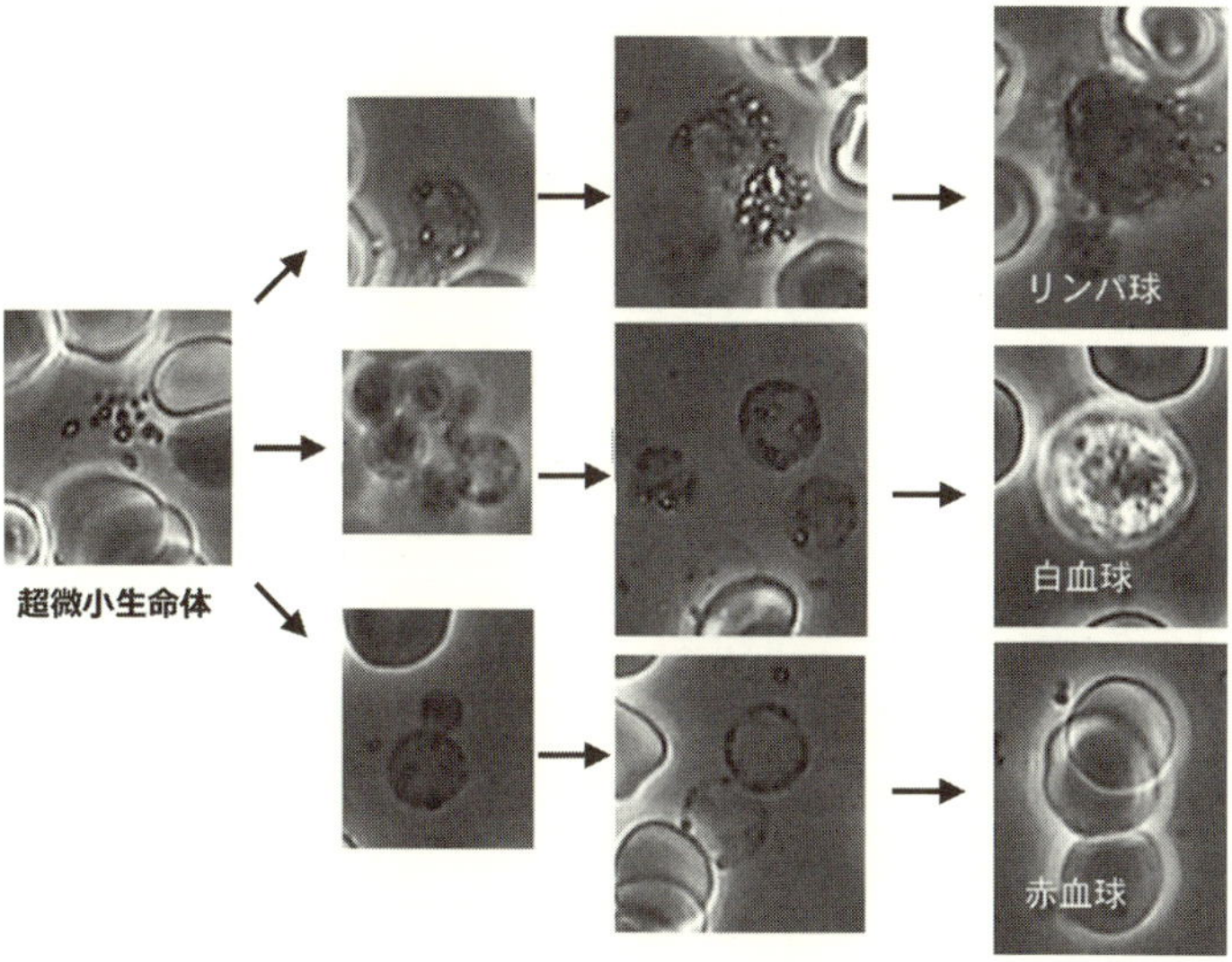

「生命の根源体」（超微小生命体）が白血球・赤血球を形成していく様子
写真：微小生命体研究会

「生命の根源体」（超微小生命体）なくしては、肉体の形成はあり得ないのです。

したがって、科学の粋を集めて全ての成分を分析し、植物の種を合成してつくったとしても、そこに生命の根源である超微小生命体が存在しなければ、土にまいても芽が出ないのは当然です。

また、「生命の根源体」（超微小生命体）は、存在している場所によって働き方を変えていきます。各臓器、器官、組織ごとに、「生命の根源体」（超微小生命体）の役割が異なり、必要に応じて物質化を行い、時には膜をつくったり、時には赤血球や白血球の数を調整したりと、人間の考えの及ばない、臨機応変な対応を常にしてくれています。

他に例を挙げますと、ガンではありませんが、大動脈瘤《だいどうみゃくりゅう》という症状があります。大動脈とは、心臓に直結し、心臓から血液を送り出す太いパイプです。その内壁が薄くなって、瘤《こぶ》のように膨れてしまうのですが、なぜこのようなことが起こるのでしょうか。

医学的な説明では、

「動脈硬化を起こした血管に、マクロファージが余分のコレステロールを取り込んで血管内に入り、それが異常事態を起こし、大動脈血管を溶かす酵素（ＭＭＰ：Matrix Metalloproteases）を出すため、その内壁が薄くなり、血圧によりその部分が膨らんでいく」

ということになっています。

それでは、なぜそもそもマクロファージがそのような行動に出るのでしょうか。ここで、「生命の根源体」（超微小生命体）のことを思い出してみましょう。

大動脈は、非常に収縮性に優れ、心臓の動きに連動して、大動脈自身もポンプのように働いて血液を押し出しています。そのため、第二の心臓とも呼ばれているほどです。もし動脈硬化が起こったとすると、大動脈はその柔軟性を失い、ポンプの役割を果たせなくなって、全ての負担が心臓に行ってしまうことになります。そうなれば、心不全などで即死です。

そうならないために、「生命の根源体」（超微小生命体）が、血管の内壁を溶かす酵素（MMP）をマクロファージに出すように命じ、わざと柔軟性を持たせて、即死しないように命を守ろうとしていると考えれば、説明がつきます。つまり、マクロファージは異常事態を起こしているのでも何でもなく、苦肉の策で命を救おうとしているという解釈になります。

細胞分裂説と千島学説

「ガンは進行が早く、治らない恐ろしい病気だ」というイメージを定着させたのは、おそらく、ドイツのルドルフ・ウィルヒョウ（Rudolf Virchow）博士が唱えた「細胞は、細胞分裂によって生じる」という細胞分裂説が、今の医学の考え方のもとになっているからではないでしょうか。

顕微鏡でガン細胞を観察して、それが爆発的に分裂して増えていく様子が、「ガンは恐ろしい」とされるイメージを定着させるのに大きな役割を果たしました。

それで、「その増殖をすぐに止めなければならない、ガン細胞をすぐに取り去る、もしくは殺してしまわなければならない」という強迫観念により、多くの人が現代の医療に頼っていくことになります。

しかし、それに異論を唱えた人がいました。

千島学説で知られる、千島喜久男博士です。

彼は、生体の顕微鏡観察が、他の臓器と切り離された状態では、本来の活動が再現できないことを見抜き、なるべく生体内と同じ状況を再現した状態で、細胞の観察を続けました。

すると、血液の中の赤血球が変化していき、さまざまな細胞を形成していくことが分かったのです。そして、ガン細胞もこの赤血球の変化により形成されることを観察しました。

彼は生涯をかけて、膨大なデータを残しましたが、もちろんそれが正しいとなれば、今の医学の理論を根底から覆してしまうことになりますから、単なる異論として片付けられてしまいました。

「第3章　ガンにならない三つの臓器」でも解説されていますように、もしガン細胞が細胞分裂して増えていくものであれば、どうして細胞分裂しない脳に腫瘍が出来るのか、今の医学では説明がつきません。

ところが、千島博士の研究によりますと、「ガン細胞が増えたように観察されたのは、それらを実際の生体活動から切り離された特殊な状況下で見たから」で、実際の生体内では「ガンは赤血球が変化して出来たものである」としています。

現在では、「生命の根源体」であるこの超微小生命体を、高倍率顕微鏡で観察する人も増えており、この「生命の根源体」（超微小生命体）が赤血球、白血球、さらにその他の細胞の形成に関与していることが観察されています。

ということは、先の千島学説と併せれば、基本的には全ての細胞の形成には、この「生命の根源体」（超微小生命体）が関与していて、生命体（人間）を守るために「生命の根源体」（超微小生命体）が赤血球の働きで毒素を取り込んだ結果、ガンとなっていくという解釈ができるでしょう。

誤解されているガン

前項の説明のとおり、細胞分裂説をベースに構築されてきた現代医学では、遺伝子の損傷などにより突然ガン化した細胞が局所の臓器を侵していき、それがどんどん分裂していって増殖し、他の臓器に転移する、という見方をしています。

ところが、「生命の根源体」（超微小生命体）の存在を認めますと、それが誤解であることが分かってきます。

免疫力の低下に伴い、毒素が排出されなくなって全体に回ってしまう前に、この「生命の根源体」（超微小生命体）が毒素を取り込みに駆けつけてくれるのです。そして、いわゆる「ガン化」していくわけですが、その処理の仕方は、毒素によって、身体の状態によって異なりますから、余計に「ガン」というものの正体が分かりにくくなっているのでしょう。

となれば、「転移」という言葉にも誤解があります。

今の医学の解釈のように、局所に発生したガン細胞が細胞分裂によって広がっていくのではなく、「代謝能力が落ちているために、排出できない毒素が肉体全体に広がっていき、そしてそれが他の場所に顕《あらわ》れたもの」が「転移」です。

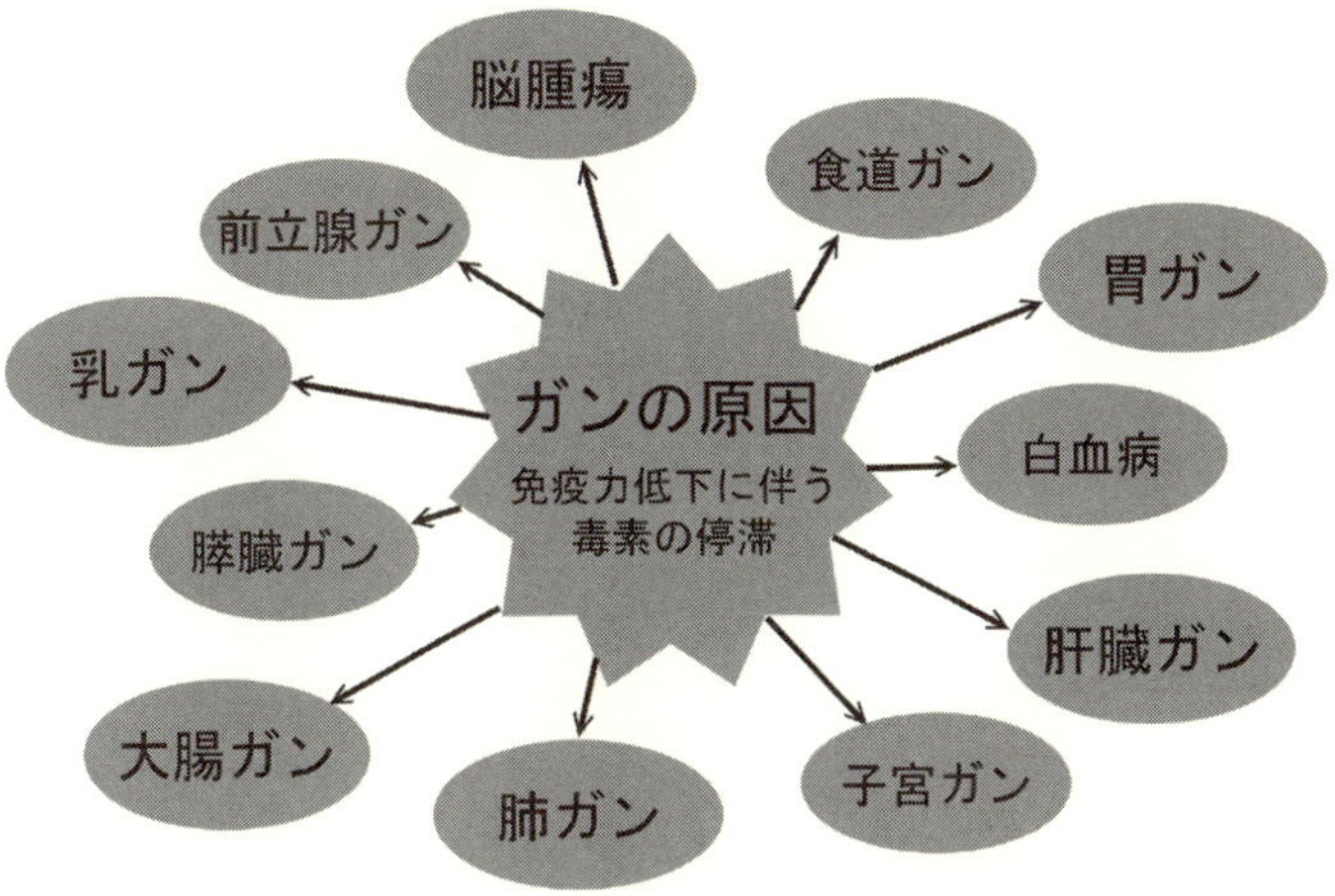

肉体全体の問題が局所に「ガン」となって表れる

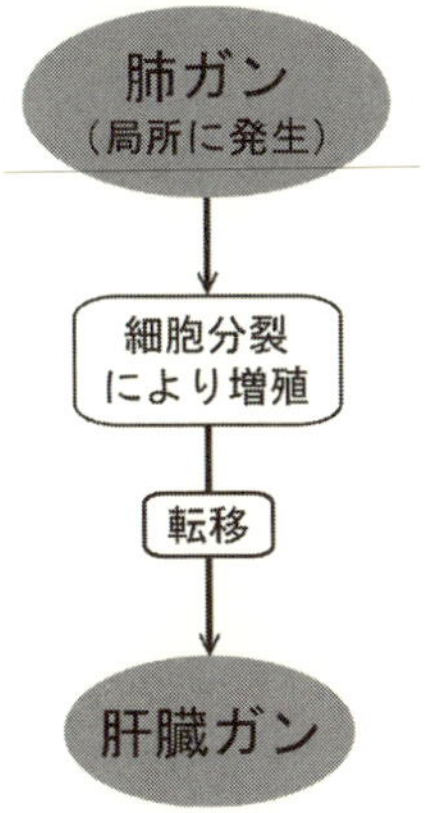

現代医学における見解の例

また、このように理解していきますと、肝臓ガン、胃ガン、肺ガンなどと局所の臓器の名前をつけて呼ぶことは、肉体全体の問題が局所に顕れた結果のみを見ているにすぎないことが分かります。

「ガン」とは本来何種類もあるものではなく、全体の免疫力の低下がもたらす、「毒素が排出されない」という状態なのです。もしくは、「代謝能力以上に毒素がたまっている」状態と言ってもよいでしょう。

毒素がそのまま放置されては死んでしまいますから、そうならないように「生命の根源体」（超微小生命体）が駆けつけて「ガン化」していく、それが局所に顕れているのです。

毒素がないという人はいませんから、ガン細胞は毎日誰もに出来ているのです。健康な人でも、毎日およそ3千〜5千個ものガン細胞が出来ていると言われています。しかし、健康な人というのは、免疫機能がきちんと働いていて、ガンのもととなる毒素が代謝・排《はい》泄《せつ》されているので問題ないのです。

したがって、ガン化した臓器を切り取れば解決するというような問題ではなく、毒素が代謝能力以上に入ってくる生活習慣、もしくは発生させている根本原因、免疫力が低下して代謝能力を落としている根本原因を改善することが、ガン治癒につながると言えるのです。

生命の根源体（超微小生命体）が喜ぶ環境

全知全能の「生命の根源体」（超微小生命体）にとっては、ガン化した細胞を取り除くことなど、きちんと働くことさえできれば、ワケもないことです。

それには、「生命の根源体」（超微小生命体）が喜ぶ環境をつくることです。

逆に言えば、ガンが治らないのは、免疫の低下となっている要因が根本的に解決しておらず、毒素がたまり続けているからであり、「生命の根源体」（超微小生命体）がそこをめがけて救済に駆けつけ続けている状態だからなのです。

まず、食品添加物や化学薬品のような毒素を入れないことです。

それから、免疫力を高め、代謝をよくして、毒素が排出されるようにすることです。それには温めて臓器の温度を上げることが大切です。

そして、ストレスなどによって毒素を発生させないこと。身体の酸やアルカリ度を見直し、食生活や生活習慣や思考パターンを変えるだけでも、肉体環境が変わります。

医者にさじを投げられたガン患者が、「どうせ死ぬなら余生を笑って過ごそう」と言って、コメディー番組ばかり見て笑っているうちに、いつの間にか治ってしまったという実例もあります。これは、笑うことによって分泌される酵素やホルモンが、「生命の根源体」（超微小生命体）を喜ばせる環境をつくっていったのだと考えられます。実際に、喜劇を見て3時間笑い続けたら、免疫の代表とも言えるリンパ球のＮＫ（ナチュラルキラー）細胞が6倍に増えたというデータもあがっています。*

*倉敷市柴田病院の伊丹仁朗医師により1991年に行われた実験

「生命の根源体」（超微小生命体）は、ガン化した細胞内の毒素を浄化し、尿から体外に排出してしまうこともできます。大切なのは、その働きを邪魔しないこと。人間がストレスを感じると、ＮＫ細胞が減ってしまうことも最近の研究で分かってきています。逆に、笑ったり、リラックスすることで免疫が高まり、「生命の根源体」（超微小生命体）は働きやすくなります。

一方「生命の根源体」（超微小生命体）を多く取り込むことも大切です。「生命の根源体」（超微小生命体）は、なるべく手が加えられていない野菜など、そのままに近い食べ物に多く含まれており、加工食品には少なく、人工的に作られたものにはほとんど存在しません。また、発芽玄米のように、種から成長していく過程のスプラウト系の野菜には、すばらしい栄養が含まれており、ブロッコリー・スプラウトなどは、ブロッコリーの百倍近くの制ガン作用があると言われています。

それから、日本で以前に話題になった尿療法が功を奏するのは、役目を終えたとはいえ、自分の身体の仕様に合わせた「生命の根源体」（超微小生命体）が尿の中に含まれており、それを飲むことで再利用されるからだと説明することができます。

こうした知識を備えていれば、ガンに対する処置の仕方も変わってくるはずです。

ガンに対する新たな展開

近年の研究で明らかにされつつあるこの「生命の根源体」（超微小生命体）ですが、案外日本人には抵抗なく受け入れられるのではないでしょうか。といいますのも、古来、日本では、「精霊」とか「神は全てのものに宿る」というコンセプトが根付いているからです。この「生命の根源体」（超微小生命体）はその物質的側面のみではありますが、まさにその実体が感覚的につかめたような気がするではありませんか。

ちなみに、この「生命の根源体」（超微小生命体）の存在に気付かれた医師や学者たちのほとんどが、現在のところ、この「生命の根源体」（超微小生命体）は、「DNAの前駆物質である」と定義されていますが、実はそうではありません。

DNAも、実は幾分かの知性を持っており、一部の白血球などの免疫を司《つかさど》るのですが、「生命の根源体」（超微小生命体）は、その知性においては神に近い叡智を持ち、いかなる状況においても不滅で、「免疫の全て」を司ります。

実は、このガンについての前述のような知識、そしてこの「生命の根源体」（超微小生命体）のことを、すでに把握している人たちは存在します。しかし当分の間、それが公表されることはないでしょう。なぜなら、そのことが公表されれば、今の医療システムを根底から覆すことになってしまうからです。

もう少し研究が進めば、少なくとも見える範囲のことにおいては、いずれその全貌も明らかにされる日が来るでしょう。

ガンとは何か——まとめ

「ガン」とは、「免疫力の低下に伴い、代謝能力が落ち、毒素を排出できなくなった全体の問題が、局所に表れた状態」です。

その、排出できなくなってしまった毒素を無力化してくれるのが、生命の根源である超微小生命体ですが、ここでその特徴をまとめておきましょう。

●神のような叡智を持っている。
●宇宙規模的な寿命を持っている。
●どんな環境でも死ぬことはない、生き続けの存在。
●宿っている生命体を守るために働く。
●体内では免疫の全てを司る。
●必要に応じてさまざまな物質を創り出すことができる。
●白血球、赤血球をはじめ、全ての細胞の生成に関与している。
●臓器、器官、組織ごとに、異なった働きをする。

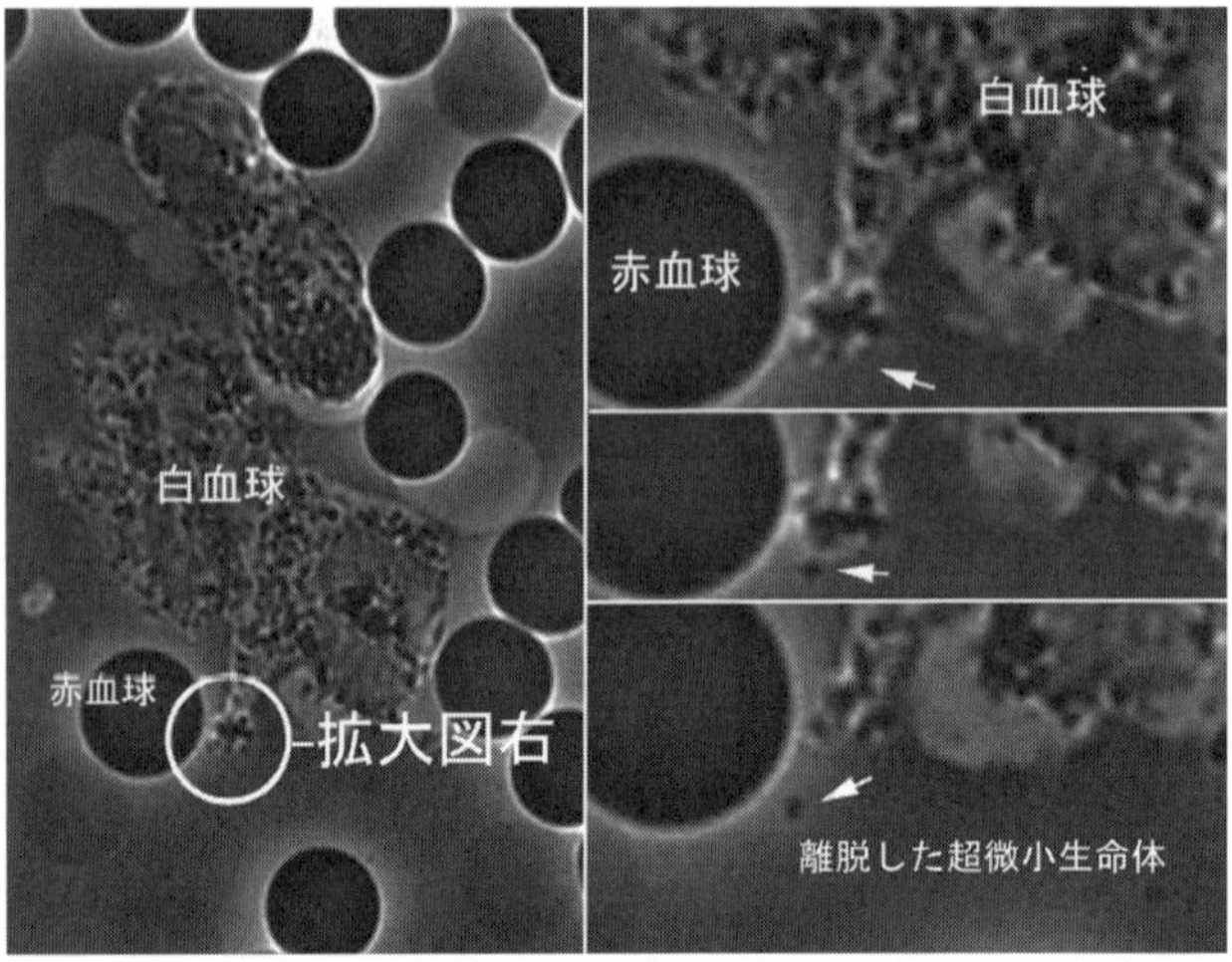

白血球内にあった顆粒状の超微小生命体が離脱していく様子
写真：微小生命体研究会

●環境が悪化すると、殻を生成して閉じこもり、身を守る。

「ガンとは何か」「ガンはどうして出来るか」「ガンの正体とは」――これまでの説明で、その概略はお分かりいただけたのではないでしょうか。

以下に、その要点をまとめておきます。

●免疫力が下がっている状態が続くと、代謝能力が落ちて、毒素を排出できなくなる。そのままでは即死してしまうため、体内の免疫の全てを司る「生命の根源体」（超微小生命体）が毒素を取り込んでガン化する。

●ガンが出来るおかげで命が救われてい

る。ガンは厄介者ではない。
●局所の問題ではなく、全体の免疫と代謝の問題が局所に表れてくる。
●ガンは細胞分裂して増殖するのではない。
●細胞分裂しないのであれば、ガンが転移するという考え方はおかしい。血液中の毒素が排出されず、弱い臓器の順に影響されていく。
●したがって、ガン化したところを切除しても解決にはならない。また、免疫力を低下させる抗ガン剤や放射線による治療は、非常に危険（「第2章　何もしない方がマシ」参照）。
●体内で毒素が増え続ける根本の原因が解決されない限り、ガン化する箇所は増えていく（これが真の転移の正体。ガン細胞が分裂して増殖するわけではない）。
●「生命の根源体」（超微小生命体）が喜ぶ、働きやすい環境をつくることが、ガン治癒につながる。それはすなわち、毒素が侵入、発生している原因をなくし、免疫力を高めることで、体内にある毒素と、毒素を取り込んでガン化してしまった「生命の根源体」（超微小生命体）を排出する代謝能力を回復していくことを意味する（「第4章　免疫と代謝」参照）。
●免疫力を高める最大の武器は、明るい心、楽しく、幸せに感じる人生。逆に言えば、心配、妬み、怒り、悩みといった暗い心、ストレスは、免疫力を下げ、病気をつくる。すなわち、病気の原因をつくるのも自分、治すのも自分です。

第2章　何もしない方がマシ

あなたが選ぶ治療法は？

アメリカのレナード・コールドウェル（Leonard Coldwell）医師は、ラジオ番組で次のように述べています。

「外科手術、薬物療法、放射線療法を受けるくらいなら、何もしない方がマシだ」

さてここで、質問があります。

あなたの家には、あなたがとても大切にしている高価なキッチンがあるとします。

そのキッチンに、最近ゴキブリが繁殖していることが分かりました。

何とかして撃退したいのですが、方法として次の四つが提案されました。

①電気ノコギリで、ゴキブリの巣窟となっている箇所を切り取り、ゴキブリもろとも取り去る。

②10リットルの猛毒の殺虫溶液をスプレーして、毒殺する。

③火炎放射器を使って焼き殺す。

④汚れた場所を清掃し、ハエたたきで1匹ずつやっつける。

さて、あなたなら、どれを選ぶでしょうか。

この喩《たと》え話で、①〜③は、「そんなバカな」というような、非現実的な手段のようにみえますが、実際にはこれらが現在医学で主流になっているガンの治療法なのです。

①に喩えられる「**外科手術**」（Surgical Operation）は、薬物療法（抗ガン剤）や放射線療法に比べて、最も害が少ない手段と考えられています。場合によっては、緊急時に生命を救う手段になることがあることも確かです。特に腸閉塞とか器官に癒着がある場合などは、外科手術を行わなければ、死に至る場合があります。

しかし、外科手術では**腫瘍は切除できても、ガンの原因までは切除できません。**

「第1章　ガンはどうして出来るか」で説明していますように、ガンは、免疫力の低下とともに毒素が排出できなくなり、そのままでは即死してしまいますから、生命体（人間）を守るために血液中に存在する「生命の根源体」（超微小生命体）が犠牲になって、毒素を取り込んで出来たその変形体です。

その出来た塊（＝腫瘍）を取り除いたところで、毒素が排出できていない問題は、相変わらず解決されませんので、「再発」そして他のところに毒素がたまっていけば「転移」という形で、新たに問題が見つかることになるわけです。

現代医学においては、ガン細胞は分裂して増殖することになっていますから、局所に発生した腫瘍は、他の臓器に転移してしまわないように、根こそぎ切除しようとします。それで、腫瘍部分よりもかなり大きく深い、皮下組織の部分、下手をすれば、つながっている他の健康な臓器までも切り取られてしまうわけです。

早期発見を大事にするあまり、例えば、ポリープが直腸に見つかって、それがガン陽性だった場合、ポリープのみならず直腸を全摘出され、人工肛門になってしまったとか、卵巣の一つに腫瘍が見つかったということで、子宮まで取られてしまい、二度と妊娠できない身体になってしまった、というようなことが起こります。

取らなくてもよい臓器まで取ってしまう——この背景には、「細胞分裂によるガンの増殖」を阻止する、広がる前に取ってしまう、という誤解された理論がある他にも、切除によって手技料が倍増するという、うまみもあるようです。

冒頭で紹介したコールドウェル医師は、次のようにも述べています。

「切開手術を行った箇所では、細胞が多大なるショックを受け、トラウマとなって、ガン細胞をかえって増殖させる結果となる」

さらに恐ろしいのは、切除した傷がもとで、穴が開いたり、化膿したりといった後遺症が残る可能性もあります。

全ての臓器にはそれぞれの役割があり、意味があって存在しています。

健康な臓器まで取ってしまう医学に、簡単に命を預けてしまうのではなく、よく考えてセカンド・オピニオンを求めるべきでしょう。

それでも、「転移しては取り返しがつきませんよ」と脅されれば、ほとんどの人が承諾してしまうのも無理からぬことです。また、細胞分裂説に基づいた治療法でしか教育されていない医師を責めるわけにもいきません。

せめて、ガンは全体の免疫力の低下によって、毒素が排出できなくなることによって出来る病気であることを理解していれば、「切り過ぎ」「取り過ぎ」の外科医療に「待った！」をかけることもできるはずなのです。

②に喩えられますように、「**薬物療法**」（Chemotherapy）は、抗ガン剤という一種の毒薬を撒いて敵を殺すようなものです。ところが、これは味方、つまり健康な免疫細胞をも殺してしまいます。

そして、効き目が強い抗ガン剤ほど、副作用も強いということになります。頭の毛が全て抜けてしまうほどですから、その強さは明白です。

これが身体によいわけはありません。ガン細胞を殺すためなら、他の細胞や身体の機能はどうなってもよいというのでしょうか。

前出のアメリカのレナード・コールドウェル医師は、次のように述べています。

「抗ガン剤を投与するのは、自宅の花壇に除草剤をまく行為に喩えられます。雑草だけは枯れなさい、でも花だけは生き残ってほしい、復活してほしいと願っているようなものです」

実際のところは、ガン細胞だけに効果がある抗ガン剤というのは、まだ完全には出来ていないのです。ですから、とにかく培養実験でガン細胞が少しでも消滅すれば、「効果あり」として認可されてしまうようです。たとえ健康な細胞もろとも破壊される副作用があったとしても、です。

そして投与した後に腫瘍が少しでも小さくなれば、「腫瘍退縮効果あり」と大騒ぎしますが、たとえ腫瘍が小さくなったとしても、実際にはその副作用で短期間に死に至る人が大勢出ているのです。

うまくいけば、かろうじて残った免疫機能が徐々に回復していって、健康を取り戻すこともできるでしょうが、免疫力を高めるという治療の根本からは外れたやり方です。

１９７２年４月13日付のサザン研究所（Southern Research Institute）の報告では、「アメリカがん協会で認可している抗ガン剤を健全な動物に投与すると、全てが新しいガンを発生させる」と述べています。すなわち、ガン細胞を含む全ての細胞にとって有害な抗ガン剤は、同時に発ガン剤でもあるというわけです。

その一例を挙げますと、THIOTEPA, BUSULPHAN, MELPHALANなどが、実際に抗ガン剤として使用されており、その注意事項に“KNOWN TO BE A HUMAN CARCINOGEN”（人体に発ガン性あり）と明記されています。

これらの抗ガン剤は、各製薬会社から病院・クリニックに1カ月分で数十万円の単位で販売されています。もし本書で紹介しているような、せいぜい数千円程度で手に入るビタミンCやハーブ等の補助食品（サプリメント）が、こうした抗ガン剤にも優る効果があると分かってしまえば、莫大な研究費をかけて人工的な製薬を開発した方にとっては、大変な損害を被ることになるのは明らかです。

③に喩えられる「**放射線療法**」（Radiation Therapy）ですが、これも正常細胞もろとも破壊してしまいます。局所とはいえ、身体に原子爆弾を落とすようなものです。

副作用として、皮膚炎の他、神経が麻痺してしまったり、粘膜炎を起こすこともあります。

それに、放射線を浴びた白血球は弱まり、免疫力が損なわれて、さらにガンを誘発する原因ともなります。これも免疫力を高めるという治療の根本から外れています。

また、最新のガンマーナイフやサイバーナイフといった高精度の放射線療法といえども、外科手術と同じく、結果として出来た腫瘍を焼殺することはできても、腫瘍の出来るもととなっている原因の根本的な解決にはなりません。

たとえそのときはよくなっても、その後、毒素がたまる原因となっている食生活や生活習慣が改善されませんと、「転移」や「再発」などの形をとって、問題が解決されていないことを後に知らされることになるでしょう。


一般的に、医師は腫瘍を小さくすることだけに専念しており、放射線療法、または抗ガン剤との併用によって目的の腫瘍が小さくなれば、効果があったと勘違いしてしまう教育を受けています。吐き気、疲労、しびれ、発汗、発熱、頭痛といった副作用を訴えても、それらは薬で抑えてしまえばよいという教育です。その症状を抑えてしまえば、一時的には「よくなった」と勘違いしても不思議はありません。

しかし、放射線による健康な細胞へ及ぼす影響は大きく、徴量にみえる線量でさえ、細胞や組織の壊死《えし》、内臓器官の線維症、さらにさまざまなガンや白血病が引き起こされることが分かっています。そして、再発して医師のもとへ駆け込んでも、その責任をとってくれるわけでもなく、「転移したのでしょう」で片付けられてしまってはたまりません。

いずれにしても、三大療法しか教えない現代医学に頼り、医師の勧めるまま、気軽に受けては危険な治療であることはお分かりいただけたのではないでしょうか。
抗ガン剤による薬物療法と同様、放射線照射によって、免疫システムをボロボロにしてから、安全な代替治療を模索する方が多いのですが、手遅れになってしまう前に、方向転換を検討してみてください。

④は、とても地味な手段に聞こえますが、大切な台所にダメージを与えることなく、つまり肉体の正常細胞を傷つけることなく、一歩一歩確実に前進する「**代替治療**」です。
そして、隅々まできれいに掃除をすることによって、ゴキブリが繁殖しない環境をつくります。

さらに喩えて言うなら、よどんだ下水管にボウフラがわいて、発生したたくさんの蚊を、殺虫剤で殺そうとするのが現代医療なら、そのもとになる下水管のよどみを掃除し、流れ（代謝）をよくすることで、蚊の発生を抑えていくのが代替治療と言えるでしょう。

自己免疫機能を高めることによって、私たちに本来備わっている毒素を排出する代謝能力を促進する、つまり、「生命の根源体」（超微小生命体）が本領を発揮できる環境をつくってあげるのです。

これは、ガンに限ったことでなく、病気を根本から解決する基本的な理解で、これから後の章で解説するさまざまな療法の基底となるコンセプトです。

ゲルソン療法の創設者マックス・ゲルソンの娘、シャーロット・ゲルソン女史は、次のように述べています。

「どこか疾患が、そこだけ部分的に治ることはありえません。全体がよくなれば（免疫と代謝が健康に戻れば）、全ての疾患が自ずと治るのです」

三大療法以外は教えない現代医学

それではなぜ医師たちは、これらの壮絶な副作用を伴う措置を行い続けているのでしょうか。

その答えは、「他に有効な治療法を教えられていないから」と言ってもよいでしょう。

１９１０年に、アメリカの医療教育システムが、ロックフェラーとカーネギー財団の管理の下、フレクスナー・レポート（Flexner Report）という報告書に基づいて大改革されました。それまでは、医師たちは比較的自由に自然療法や民間治療などを取り入れていましたが、この改革以降、全ての医科大学および医療施設では、製薬会社の作る薬剤しか処方できない教育・制度になってしまったのです。

アメリカ医師会（ＡＭＡ：American Medical Association）をはじめ、アメリカがん協会（American Cancer Society）、果てはアメリカ食品医薬品局（ＦＤＡ：Food & Drug Administration）までもが一体となり、全ての医療体制は、この厳しい管理の下で運営され、その基準に適合しないものは、全て淘汰《とうた》の憂き目に遭っています。

戦後、このアメリカの医療制度を積極的に取り入れた日本の医療体制が、そのままこの事情を反映していることは言うまでもありません。

これではどんなに優秀な医師といえども、教育されるがままに服従せざるを得ないでしょう。たとえそのカラクリに気付いたとしても、ここまで浸透してしまった体制を覆すことなどできるでしょうか。

さらに、手術もせずに化学（薬物）療法や放射線療法を勧めないということは、医師にとってはよほどの勇気がいることです。もし患者が死んでしまった場合、「担当医師が正しい処置をとらなかったからだ」と身内から告訴されても、文句を言えない社会になってしまっているのです。

一方で、受ける側にも「放っておいたらガンになったのだから、何かしなければますます悪くなるに違いない」という思い込みが根底にありますから、医師の勧めるまま、三大療法につい頼ってしまったとしても不思議ではありません。

結局のところ、薬物療法や放射線療法により、免疫機能と代謝能力がズタズタに破壊され、外科手術によりあらゆる臓器を取り去られてから、「もう手の尽くしようがありません」とさじを投げられ、わらをもつかむ思いで他の治療法を模索するというパターンが繰り返されているのです。窮地に追い詰められたあまりに、悪徳な療法やサプリに引っかかり、高額をだまし取られるケースもあるといいます。

しかし、もし「ガン」というものが、毒素を排出できない全体の免疫力の低下が原因であることを分かっていたなら、そのようなことにはならなかったでしょう。

そして、日本で数十兆円、アメリカでは数百億ドルを超えるこの一大産業にとっては、こうした金づるに取って替わられる民間療法・代替治療が普及してしまっては、都合が悪いのです。

近代医学の貢献により、確かに昔に比べて平均寿命は延びています。脳卒中や心臓発作のように、一刻を争う緊急のときには、やはり頼りになるのは病院です。

特に外傷などの緊急救命療法には、近代医学は絶大な効果を発揮しています。昔であれば死んでしまっていたような流行《はや》り病なども、菌を殺す抗生物質などによって、今では問題にされることもなくなりました。しかしながら、自然界の力は人間の知恵を超え、抗生物質に対して耐性をつくる菌も出てきます。菌も進化するのです。

進化しては出現するウイルスおよび細菌に、ことごとく打ち勝つ万能薬を、人間の力でつくることなど永久にできないと悟る謙虚さが必要ではないでしょうか。

これら、菌に対する治療も、前述のようなガンに対する治療も、現代医学では局所的な見方をしており、「対症療法」の域を超えていないと言えるでしょう。なぜなら、「菌を殺す」、「ガン細胞を殺す」といった、すでに起こってしまっている「症状に対処する見地」

がそこにあるからです。

喩えていうならば、腐敗したゴミが体内にたまっているとして、それをゴミ箱に入れて「フタ」をしてしまうのが現代医学であり、一時的に「症状」はそれで治まります。しかし、根本的な病のもととなっている「原因」の治療になっていないため、やがて更に腐敗したゴミが再び症状となって顕れ、転移などの形をとって問題を知らせてくれることになるのです。

ちょっと待った！　検査のワナ

携帯電話や電子レンジ、パソコンやテレビなど、私たちは今や、電磁波に囲まれて生活しているといっても過言ではないでしょう。

ところが、その電磁波よりもっと恐ろしいものがあります。

それは、「放射線」です。といっても、何も原子力発電所の近くに住んでいる人たちだけが危険なのではありません。意外にも、危険はもっと身近にあるのです。

私たちは、病気を目で見ることでしか確認できないため、病院で検査を受けます。

その中で、エックス線などは、直接放射線を浴びる検査ですが、その他にもさまざまな検査薬を飲まされます。

例えば、ストロンチウム90という放射性物質が入っている検査薬は、カルシウムのように骨にくっつきます。また、セシウム１３７は筋肉に入り込みます。そして、それらの放射性物質が、半減期（力が半分になるまでの期間）を迎えるには、20〜30年はかかります。

いくら1回に飲む量が微量だからとはいえ、再三にわたって何度も検査を受け、こうした放射性物質が体内に蓄積されていって大丈夫なのでしょうか。おそらく免疫機能に影響が表れるのは必至でしょう。

ＭＲＩ（Magnetic Resonance Imaging）は、放射線は使われていないため、比較的安全と言われています。しかし、この機械は強力な磁場を発生させ、体内の細胞の原子を核磁化させ、さらにラジオ波による電磁波を照射し、核磁気共鳴させることによって、映像化する技術です。前例がまだないというだけで、その危険性はまだよく分かっていないのが現状です。

ＣＴスキャン（Computed Tomography Scan）は、エックス線よりも放射線量が多く、

１年に２回ＣＴスキャンを受けたとすると、日本の原爆投下時の爆心地から２マイル（約３・２キロメートル）の距離にいた生存被爆者が被曝した放射線量とほぼ同等を浴びることになるそうです。

ＰＥＴスキャン（Positron Emission Tomography Scan）も、放射線が使われますが、ＣＴスキャンが外部からエックス線を照射するのに対し、ＰＥＴスキャンでは、体内にトレーサーと呼ばれる放射性物質を投与しておくという仕組みになっています。ＰＥＴによるガンの検査には、ＦＤＧという放射性のブドウ糖が使用されますが、発見しにくいガンも多いようです。

検査による害は、放射性物質だけではありません。

内視鏡検査の時に、ポリープや小さな腫瘍が見つかって、「ついでに取っておきましたからもう安心です」というような処置をされることがあります。しかし、前述の外科手術の項にあるとおり、「切る」「取る」の危険性は、医師の想像以上に及ぶ場合もあり、「ついでに取っておきました」では済まされないこともあり得るのです。

それにしても、どうしてそれほど検査が必要なのでしょうか。

一つの理由としては、検査をすればするほど病院の利益になる体制があるようです。しかし、医師や病院が変わるたびに、こうした検査をされてはたまりません。一生懸命働いてくださっている医療関係者には申し訳ないですが、再三にわたる検査のせいで、ガン患者が増えているのではないかとさえ思えるほどです。

「最新の設備だから」とか「高価な機械だから」ということは、必ずしも安全には結びつくものではないということを、再認識しなければならないでしょう。むしろ、最新の機械ほど、人体への影響がどのくらい及ぶのか分かっていない、極端な話が、人体実験に使われていると考えるくらいの用心さを持っておいてもよいかもしれません。

それに、ガン宣告を受けた人が、病院での検査を受け、数値が上がったり下がったりするのに一喜一憂するのも、考えものです。ガンの原因が分からないまま、数値だけを調べて判断することは、現状を把握する一つの指標にはなっても、それをもとに治療を導き出すところまでいかないからです。

例えば、免疫機能の先鋒隊であるＮＫ細胞（ナチュラルキラー細胞）の数などは、少しの要因で変動するものですし、TNF（腫瘍壊死因子）の数値もそうです。

数値はあくまでも目安。免疫を示す数値は、意識の状態や精神的な要素によっても大きく変わってくるのです。そういう意味では、「病気の原因をつくっているのも自分」であり、結局のところ、「治すのも自分」なのです。

ガンで死ぬ患者はほとんどいない？

今まで普通に生活していたのに、ガンが見つかったと宣告されたその日から、生活はガラッと変わってしまいます。

一般的には、「ガンは不治の病」とか「ガンは死に直結する病気で治らない」というイメージが強いため、宣告されたときは、精神的に受けるショックも大きいですし、他に知識がなければ、医者に言われるがままの治療生活が始まります。

ある日突然の「ガン宣告」によって、それまでの普通の生活が一変し、精神的なショックや負担、抗ガン剤治療による苦痛を味わいながら、多くの人が短期間で死んでいくのは一体なぜなのでしょうか？

ここで、ガン患者が病院でどのような運命を辿るのか、一般的といわれるパターンを見てみましょう。

①検査でガンが発見される。
②摘出手術が行われ、患部が切り取られる（手術ができない部位の場合、すぐに抗ガン剤か放射線治療となる）。
③数年後、ガンの転移が発見される。
④まだ体力があれば再度手術が行われるか、抗ガン剤や放射線の治療を受ける。
⑤数年後（進行度により数カ月後）に死亡する。

このようなイメージが定着しているため、ガンは恐ろしいとされているわけです。

しかし、実はガン患者が「ガン」で亡くなることはほとんどありません。直接の死亡原因は、抗ガン剤や放射線療法による副作用によって、引き起こされた病気であることが多いのです。

『ガンで死んだら一一〇番　愛する人は〝殺された〟』（五月書房　船瀬俊介著）によりま

すと、ガンの入院患者があまりに多く死んでいく事実に疑問を抱き、1年間に亡くなった患者のカルテを徹底的に調べたある医師が、驚くべき報告をしています。

ガン患者の死因は、ほとんどがガンではなかったのです。例えば、肝臓機能障害とか感染症、肺炎など、明らかに抗ガン剤などの副作用でゾロゾロ死んでいたといいます。

その医師は、これらガン以外の死因の患者を集計してがくぜんとしました。何と、その病院で1年間に亡くなったガン患者の80％が、「ガン以外の死因」で死亡していたのです。その報告書は、学長によってその医師の目の前で破り捨てられ、この事実が表に出ることはなかったということです。

抗ガン剤の多くは、その副作用として骨髄を抑制する性質（Bone Marrow Suppression）を持っています。骨髄で作られる白血球などの血液細胞が抑制されてしまいますと、免疫力が下がるのは当然のことです。これは恐ろしい副作用です。

そして抗ガン剤が効果を上げないのは、ガン細胞を全滅させる量を投与すれば、他の細胞も全て消滅させてしまう、つまりその人を殺してしまうことになるために、投与量を加減しなければならないからだと言われています。

なるべくたくさんの抗ガン剤を投与するため、前もって吐き気止めや白血球増多剤などを投与し、副作用を抑えます。副作用は抑えられますが、抗ガン剤の増量によってその薬害がもたらされ、臓器不全などを招くことになります。

三大療法以外に効果的な治療を教えられていない医師が、自分の知っている範囲内で、外科手術、抗ガン剤による薬物療法、放射線療法を勧めるのは、大いに理解できることです。「すぐに治療を始めなければ、取り返しのつかないことになりますよ」と言われれば、ガン宣告をされた方としては、素直に従ってしまうのも無理からぬことでしょう。しかし、それら三大療法の害を知った今、そうした治療を拒絶する勇気も必要です。自分の命は自分で守るしかないのです。

いくらお医者様が勧めてくださっても、どの治療を受けるか、選択する権利は受ける側にあり、「自分に合った自然療法で免疫機能を回復する」という選択肢があるということを覚えておいてください。

第3章　ガンにならない三つの臓器

臓器の温度が鍵を握る

人間の臓器の温度は、常に37℃以上に保たれているのをご存知でしょうか。

後述の「心臓」と「脾臓《ひぞう》」は何と40℃以上に保たれています。

これは、「体温」とは関係ありません。体温が高くても、臓器の温度が低い場合もありますし、逆に体温が低くても、臓器の温度が高く保たれていれば、高い免疫力を維持することができます。

臓器の温度が高いと、免疫の全てを司る「生命の根源体」（超微小生命体）が働きやすくなり、免疫力が上がります。

臓器の温度（体温ではない）が1℃下がりますと、何と免疫力は半分に減ってしまうのです。

これほど「臓器の温度」は大事で、免疫力に直接影響を及ぼすものなのです。

ガンにならない臓器その①――心臓

心臓の役割は、改めて言うまでもないでしょう。

全身に酸素と栄養を運ぶため、その運搬係である血液を循環させるポンプのような働きをしています。

「生命の根源体」（超微小生命体）が多く存在する「血液」を循環させる大切な器官であるが故に、後述の脾臓もそうですが、心臓の温度は常に40℃という高温に保たれています。実はこの温度が、この臓器にガンが出来ない最大の理由となっているのです。

ガン細胞は、42℃～43℃で消滅してしまいます。

今の医学では、「心臓の細胞は分裂しないから」ガンが出来ないと説明しているようです。しかし、この説明ではどうも納得がいきません。といいますのも、医学では、脳の細胞も分裂しないということになっているからです。細胞が分裂しない脳に、どうして腫瘍が出来るのでしょうか。

逆に、細胞が分裂する「脾臓」には、ガンは出来ません。

どうやら、「細胞が分裂しない」というのは、ガンが出来ない理由とは言えないようです。

一方で、実際に出来たものを見て、心臓や脾臓にもガンは出来るという説もあります。それを明らかにするには、まずそもそも「ガンとは何か」の定義をはっきりさせなければならないでしょう。しかし、実際のところは、まだはっきりとした定義がなされていないのが現状です。

医学では、「ガンは腫瘍の一種であるが、腫瘍の全てがガンではない」と説明しています。また、最近の医学の中には、その概略になりますが、次のような説があります。

●外胚葉《がいはいよう》（上皮組織）に出来た新生物――（悪性・良性を含む腫瘍の）ガン
●中胚葉《ちゅうはいよう》に出来たガンではない新生物――肉腫
●それ以外の新生物――腫瘍でない白血病・血液ガンなど

ということで、心臓には上皮組織がないからガンが出来ないという見解もあるわけです。

この「新生物」という表現は、前述の「生命の根源体」である超微小生命体が、必要があってつくったものと考えれば、本書の解釈に近くなります。

そういう意味で、ウィルヒョウ博士の細胞分裂説よりは分かりやすいですが、それでもこのような分類は、素人には難解です。

このように、「局所的」に問題を見ている以上、おのずとガンの定義には違いが生じます。もし全体の免疫力の低下が、ガンの発生原因と考えれば、40℃という高温で、免疫が高く保たれている心臓や脾臓には、ガンは発生しえないことが説明できます。

ガンにならない臓器その②――脾臓

もしも脾臓に問題があると言われたら、果たして病院ではどこに連れて行かれるでしょうか？　何と「消化器科」に案内されてしまうそうです。

それほど、この「脾臓」については、理解されておりませんし、重要視もされていないのです。身体のどこにあるかも分からない、あってもなくてもよい、というようないい加減な扱いをされている、とても過小評価されている循環器官です。

ところが脾臓は、心臓と直結したとても重要な臓器なのです。

その主な役割と特徴は、次のとおりです。

①老化した赤血球を破壊し、排出する。
②血小板を貯蔵（全体の3分の1）、必要に応じて放出する。
③体内で最大のリンパ管（リンパ球の宝庫）。

脾臓が免疫を維持するためにいかに大切な役割を担っているか、これでお分かりでしょう。

脾臓は胃の背中側にあり、スポンジ状の網目構造になっています。健康な赤血球はすり抜けますが、老化または変形した赤血球は、脾臓内に引っかかって、破壊されるのです。

「心臓」のところでも出てきましたが、脾臓の細胞は分裂します。しかし、この細胞分裂する脾臓にはガンは出来ません（少なくとも本書の見地では）。ごくまれに実際に出来たものを見て、これは肉腫だ、これはガンだ、という見方もあることは事実です。仮にそれをガンと見なしたにしても、脾臓にそういうものが出来ることは非常にまれです。大事なことは、どうして他の臓器に比べて、ガンが出来にくいのかということです。

それは、この心臓と同じくらい重要な臓器である脾臓も、常に40℃以上に保たれ、しかもリンパ球がたくさん存在しており、免疫力はとてつもなく高いからということが、最大の理由と言えるでしょう。

ガンにならない臓器その③――小腸

「小腸ガン」という言葉は存在するようです。

10万人に1人か2人に発症するまれな腺ガンで、小腸の内側の粘膜の分泌腺に出来るそうです。

しかし、これもまた「心臓」「脾臓」で扱ってきた内容と同じく、何をもって「ガン」と呼ぶのかという定義の問題になってきますが、その定義が重要なわけでもなく、ここではどうしてガンになりにくいのか、ということを見ていくことにしましょう。

胃から十二指腸、小腸、大腸、直腸の消化器官のうち、70％を占める小腸は、栄養吸収の90％を担っています。

幾重にも折りたたまれた小腸内には、消化と吸収を効率よく行うために、細かい粘膜のヒダと「絨毛《じゅうもう》」と呼ばれる小さな突起物が密集しています。それらの表面積を合わせると、何とタタミ12畳分にもなるといいます。
それゆえに小腸は、食べ物が口から入ってから、3～5時間という短い時間で、消化と同時に吸収を完了させることができるのです。

さて、ここからです。小腸は、「心臓」や「脾臓」のように、温度が特別高く保たれているわけではありません。それなのに、なぜ高い免疫力を維持できているのでしょうか。

それを考えるために、まず小腸の働きを見ていきましょう。
心臓や脾臓といった循環器官は、体内にすでにある血液を流し、それぞれの役割を果たすわけですから、あらかじめ決められた仕事をしていると言えます。

それに対して消化器官というのは、何が入ってくるか分からないのです。人間の欲で、口からとんでもないものが、たくさん入ってくるかもしれません。すなわち、外敵が入ってきやすいのです。農薬や食品添加物、化学薬品、発ガン性物質など、害があると知らないで口に入れてしまうこともあります。
そうした、どういう外敵が入ってくるか分からない状況に対処するために、小腸内に「パイエル板（Peyer's Patch）」という、パッチワーク状の組織が存在します。そこにはリンパ球が、びっしりと大量に集まっています。すなわち、そこは高い免疫力があり、それらが外敵から防衛してくれているわけです。

その防衛機能は、実にすばらしく出来ています。

小腸内の粘膜は、およそ2千5百億個の細胞で出来ていると言われていますが、それらは常に破壊され、入れ替わっています。リンパ球が多く存在するところというのは、免疫を司る「生命の根源体」（超微小生命体）も数多く待機していることを意味します。それが日々、外敵（毒素）によってダメージを受けた粘膜の細胞を壊し、新しい細胞を作っていくわけです。

ちなみに前述の「千島学説」では、「血液は腸でつくられる」という腸造血説を唱えています。「生命の根源体」（超微小生命体）がたくさん存在するということで、小腸内では赤血球の生成も盛んに行われていることは想像に難くありません。その一方で、近代医学で定説となっているのは、「血液は骨髄でつくられる」という骨髄造血説です。しかし、「生命の根源体」（超微小生命体）の存在・働きを知った今、造血が腸や骨髄だけで行われているわけではないと考える方が妥当でしょう。血液は、「生命の根源体」（超微小生命体）

のあるところ全て、すなわち血液の流れる全身のいたるところでつくられているのです。

いずれにせよ、小腸にガンは出来るのか、それをガンと呼ぶのか呼ばないのか、という議論はさておき、これまでの説明で、ガンとはどういうものか、免疫の大切さ、というものがお分かりいただけたのではないでしょうか。

第4章　免疫と代謝

症状は病気ではない

免疫には、自然に発生し、ガンに対してのように、その芽を摘んで直接攻撃する「自然免疫」と、インフルエンザに対してのように、異質な抗体を身につけて攻撃をする「獲得免疫」とがあり、その2種類が協力し合って体を守ります。

マクロファージ、NK細胞（ナチュラルキラー細胞）、好中球、B細胞、T細胞、サイトカインなど、いろいろな名前で免疫細胞、抗体が、白血球、リンパ球の中に存在します。これら全ての生成には、「生命の根源体」（超微小生命体）が関与していることは前の章で説明しました。

これらの免疫細胞は、温度が高いほどよく働きます。免疫が落ちて風邪をひいたときに熱が出るのは、このためです。ですから、薬品で熱を下げてしまうのは、逆に危険です。せっかく身体が免疫細胞を働きやすくしようとしているのに、それを阻害してしまうのですから、かえって風邪は長引いてしまうことになります。

発熱のほかにも、鼻水、咳、くしゃみ、喉の痛み、頭痛、下痢などは、毒素を体内から出そうとしたり、リンパ球が異物を取り込んで、必死に働いているときに引き起こされる症状です。

つまり、「症状」は「免疫作用による自然治癒の過程」であり、病気ではないのです。言い換えれば、「症状」が出ている間は、「生命の根源体」（超微小生命体）が正常に働いてくれている状態です。一方、「生命の根源体」（超微小生命体）がうまく働けないほど環境が悪化している状態が「病気」です。

例えば、「貧血」というのは、鉄分不足による「症状」と軽く考えられていますが、これはれっきとした「病気」です。鉄分だけでなく、塩分の不足、そしてその他の栄養分の不足により造血作用が行われない、つまり赤血球やヘモグロビンが血中に不足している状態で、酸素や栄養の供給が行き届かず、代謝や循環にも支障をきたすようになります。これでは「生命の根源体」（超微小生命体）はよく働けなくなり、臓器の冷え、そして免疫力低下を招きます。

多くの人が「症状」そのものを「病気」と思い込んでいます。その証拠に、現代医療のほとんどが「症状を和らげる」ことに主眼をおいています。

菌やウイルスなどの異物が入ってくると、まず生命の根源体（超微小生命体）が対応できる数までリンパ球を増やします。態勢が整ったら発熱させて、リンパ球を働きやすくして攻撃を開始します。態勢が整うまでは、潜伏期間と呼ばれます。

リンパ球が増加するためには、副交感神経を発動させなければならないため、身体はだるさを感じます。風邪をひくと、静養が必要になるのはこのためです。

リンパ球は、一度戦うと、その異物の特徴や攻撃パターンをつかみますので、次に同じものが入ってきても、即座に対応できるようになります（免疫獲得）。

しかし、そのときに抗生物質で菌を殺してしまうと、味方の菌も殺されてしまうほかに、リンパ球の出番なしに敵をやっつけてしまうため、攻撃パターンを学ぶことができません。すると、いつまでも風邪が長引いたり、風邪をひきやすくなる体質になってしまいます。

発熱や咳、だるさといったつらい症状を抑えたいがために、化学薬品の力を借りて、症状に対する処置、すなわち対症療法を行っているわけですが、これは抵抗力を落とす処置でもあります。

多くの問題の根源である、「免疫力の低下」を招かないための治療というものが、近代医学が主流のわが国をはじめとする今の先進国の中に、果たしてどれだけあるでしょうか。

免疫力の低下がもたらす意外な落とし穴

免疫力が低下すると、風邪をひいたりします。しかし実は、もっと恐ろしいのが「毒素を排出できなくなる」ことです。

ここで、「ガンはどうして出来るのか」をもう一度考えてみましょう。

それは、「全身の免疫力の低下に伴って代謝能力が落ち、毒素が排出できなくなり、その問題が局所に集中することが原因」ということでした。

そして「第1章　ガンはどうして出来るか」で説明しましたように、そのまま放っておきますと、生命体（人間）そのものが死んでしまいますから、その生命体（人間）を守ろうとして、「生命の根源体」が問題のある局所に集まって、毒素を取り込んで、そして変容し、ガン化していくわけです。
つまり、端的に言えば「免疫力の低下がガンを引き起こす」のです。

例えば、胃にガンが出来たからといって、胃をいくら調べても、腫瘍を取り除いても、問題の解決にはならないのです。全体の免疫が低下している、その問題が胃に顕れたときに胃ガン、肺に顕れた場合は肺ガン、となるわけです。

局所の問題から発現したものではないため、いくら胃を治そうとしても、問題の解決にはなりません。手術で切除して一時的によくなったとしても、再発したりするのはそのためです。

つまり「どうして免疫力が低下したのか」という根本原因を見直すことが必要になってくるのです。

免疫力を下げる原因

食品添加物や化学薬品など、自然には存在しない、体内の酵素が認識できないものを摂取することは、代謝に余計なエネルギーを費やすことになり、当然免疫を下げる原因になります。

また、臓器の温度が低くなった場合も、著しい免疫の低下につながることは、別章で説明されているとおりです。

実は、これらの物理的な要因以外に、さらに免疫力を大きく左右する要因があります。それは、「心」の働き――精神的な要因です。

「ストレス」と言ってしまえば簡単ですが、それだけではありません。

例えば、「自己中心的な考えや振る舞い」なども免疫力を下げる原因となります。これは、「生命の根源体」（超微小生命体）が自己犠牲を払って、生命体（人間）を守ろうとする、その動機に反するからと言えるのかもしれません。

それは、生命の根源であるこの超微小生命体の「精神性」に関係していると思われます。免疫の全てを司る「生命の根源体」（超微小生命体）の行動の背景にある摂理、すなわち「お互いのために存在し、働く」という生命の営みを支えている摂理に反する考え方は、生命エネルギーを下げ、免疫力を低下させるのです。

●不安になる

●心配する
●不満を抱く
●悲しむ
●怒る
●妬む
●恨む
●憎む

こうした感情の起伏や、気持ちの変化が表れるのは仕方がないことなのですが、これらの状況が長く続きますと、ストレスとなって免疫力を下げてしまいます。

厳しい言い方になりますが、これらは自分のことしか考えていないことに端を発しており、自分にないものばかりを探して、「これもない、あれもない。これもできない、あれもできない。足りていない、もっと欲しい」と嘆いている状態です。

これでは、生命エネルギーは味方してくれません。

それから、「自分が役に立っていない」と感じるところからくる「無気力感」や「脱力感」なども、生命エネルギーを下げ、免疫力低下を招きます。

そうならないためには、「人の役に立つことをする」ことです。そして、自分ができることで、「相手に喜んでもらえた」と感じたときに、この上ない幸せを得ることができるのです。

そういう魂が震えるような「感動」は、「生命の根源体」（超微小生命体）が喜ぶ環境をつくり出します。それはすなわち、生命エネルギーを高めることでもあり、免疫力を向上させることにもつながるわけです。

そして、次のような行為は、生命エネルギーを高め、免疫力を向上させてくれます。

●感謝をする
●明るく、朗らかにする。笑う
●リラックスする
●人のよいところを褒める
●人に親切にする

●謙虚になる
●無条件に愛する
●自己を犠牲にして奉仕する

これらのポジティブな言葉は、ただ読んだだけでも、気持ちを軽くしてくれるのではないでしょうか。生命エネルギーを下げる感情は、重く、沈んだものです。気持ちがよい行いというものは、実に軽やかで、気分を明るくしてくれます。

スピリチュアルな用語で言えば「波動」ですが、波動は免疫と密接な関係にあると言えます。すなわち、「生命エネルギーの低い想い・行い⇓波動が下がる⇓免疫力低下」、「生命エネルギーの高い想い・行い⇓波動が上がる⇓免疫力向上」となります。

波動は文字通り「波」を表し、波動が高いほど波長が細やかで、周波数も高くなっていきます。

感謝、調和、愛に裏付けられた想い、行いというのは免疫力を高めるのです。

といいますのも、生命の営み、生命維持の仕組みそのものが、お互いのために存在し、働くという自然の摂理に則《のっと》っていて、私たち人間も、この摂理の中で生かされているからに他なりません。

第5章　食の安全と生活習慣、環境要因

知っておきたい食品の毒素

「第1章　ガンはどうして出来るか」では「生命の根源体」（超微小生命体）について、その存在と役割を明らかにしました。

この「生命の根源体」（超微小生命体）は、決して死んでしまうことはないのですが、環境が悪化すると殻を作って避難し、活動を停止してしまうことがあります。前述の塩酸に漬けた場合などがそうです。

人体内でこれが起きますと、良い結果を生まないことは明らかです。免疫が低下し、毒素を排出できなくなってしまいます。

「生命の根源体」（超微小生命体）は、生命そのものです。

この「生命の根源体」（超微小生命体）が喜ぶ環境をつくることが、免疫力を高め、健康を維持する第一歩なのです。それにはまず、食品添加物や化学薬品、農薬のような毒素を体内に入れないことが大切です。

一般に「オーガニック」として流通する、有機農法による食品も、どこまでが「オーガニック」なのかという疑問が残ります。農薬や化学肥料を使用しているものは論外としても、以前に化学肥料を使用し、農薬をまいていた土地は、その土壌もさることながら、地下水路も全て汚染されています。それを、急に「オーガニック」にしたからといって、遺伝子操作されたタネ*をまき、汚染された土壌で育てていたのでは何もなりません。

＊世界中に遺伝子操作されたタネを供給するアメリカの薬品会社モンサントについてのドキュメンタリー映画『World According to Monsanto』（２０１０年）、『The Future of Food』（２００４年）などをご参照ください。

一般的には白米より玄米、精製した小麦粉よりは全粒粉、というように、ミネラルやビタミン類を多く含む外側の部分を食した方が、健康には良いとされています。といいますのも、精製した米や麦は、死んでしまっているからです。

例えばお米の場合、精米した米粒を土にまいても芽が出てきません。殻や胚の部分が残る玄米なら芽を出します。生きているのです。

ところが、農薬や化学肥料を使って栽培されますと、これが逆効果になってしまいます。なぜなら、農薬や化学肥料による毒素は、外側の部分に残留するからで、最も危険な部分を食べることになります。

ただし、玄米の浄化力はとても優れていて、残留した農薬をも浄化してしまうという説もあり、それほど神経質にならなくてもよいのかもしれません。しかし、なるべく無農薬で完全有機栽培であることに越したことはありません。

ところで、日本は、ほとんどの食材を輸入に頼っていますが、大豆などは船で輸送される際に、大量の防腐剤がまかれます。大豆などはありとあらゆる加工食品の原料ですから、そのおおもとがこのように人体に有害なもので汚染されておりますと、その波及効果はどれほどのものか、想像がつきます。

塩も「取り過ぎれば高血圧のもとになる」とされ、控える方も多いですが、実は人体に毒となるのは、人工的に合成された「塩化ナトリウム」（食塩）です。

大昔、地球が誕生したころ、大気中の水蒸気やガスが冷えては雨になって降り、ということが繰り返されていました。それが何十億年という気の遠くなるような年月をかけて、循環を繰り返しているうちに、陸部の塩分やミネラルが溶け込んで、今のような海水が出来たそうです。その海水を天日乾燥させて取り出した塩というのは、何と50種類以上ものミネラルを含み、その味はほのかに甘く、人体にとっては薬にもなると言われています。

防腐剤たっぷりの輸入大豆と、人工の塩化ナトリウムで即席醸造された、一般に流通しているような醤油は、味がよくないため、さらに化学調味料を入れて味を調整します。摂取する量が少量だからよいものの、大量に取り込めば、人体に影響を及ぼすような毒素を含んでいるかもしれません。

これらはほんの一例であり、実際に流通・市販されているものの中には、ありとあらゆる化学調味料、食品添加物、化学薬品、農薬といった人工物が氾濫しているのが現状です。

今の世代が携帯電話同様、なくてはならないと思っているものの一つに「コンビニ」があります。ここでは、手間のかかる料理などしなくても、お弁当やおにぎりなど、あらかじめ調理された食べ物を、お金さえ出せば簡単に手に入れることができます。

そこには、「便利さ」「安さ」「長持ち」「見た目のよさ」「口当たりのよさ」を提供するために、さまざまな工夫がされています。「工夫」といえば聞こえはよいのですが、実際には利益を優先させるための「策略」という言葉の方が的確かもしれません。

消費者からのこれらの要求を満たすため、酸化防止剤、合成保存料、化学調味料、合成着色料、ｐｈ調整剤、増粘多糖類、漂白剤、酸味料、乳化剤、安定剤など、弁当に至っては実に百種類以上もの食品添加物が使用されています。

コンビニだけではありません。顕著なのはカップ麺をはじめとするインスタント食品ですが、ありとあらゆる食品に使用され、私たちは、今や食品添加物と化学調味料漬けの生活にどっぷりつかっているのです。

これらの食品添加物は、厚生労働省によっても使用基準が定められていないものも多く、安全量が規定されていたとしても、それは動物実験で一応観察した結果をもとに人間の体重に理論値で出しているものにすぎません。また、多種組み合わされて摂取された場合の人体に及ぼす影響などは、確認されていないのが現状です。

手間ひまはかかりますが、手作りのお弁当は、単に添加物や防腐剤が入っていないというだけでなく、それを食べる人への想いが込められています。上手に、見栄えよくできなくても、「どれだけ想いが込められているか」の方が大事なのです。

ある業者が、コンビニで余って捨てられる弁当がもったいないということで、回収して豚の飼料にすることを思いつきました。一見、よいアイデアに思えたのですが、福岡市内のその養豚農家で、数カ月後には母豚から死産が続出し、生まれてきても虚弱体質や奇形になった事実が報道されています。

また、ブロイラーと呼ばれる養鶏や養豚、魚介類の養殖では、大量生産のため、狭いところに多くの生き物を閉じ込めます。すると、病気が発生しやすくなりますが、全滅してしまうと大損をしますので、大量の抗生物質を与えます。しかも利回りをよくするため、短期育成できるよう、成長ホルモン剤を使用するところもあります。

そのような状況下では、「化学薬品は取っていません」という人でも、紛れもなく間接的に抗生物質を取らされていることになります。

また、「遺伝子組み換え食品は買っていません」という人でも、遺伝子組み換えトウモロコシを原料とした異性化糖（ＨＦＣＳ: High Fructose Corn Syrup）入りの清涼飲料水を飲んでいるかもしれません。

このように、加工食品には、私たちの知らない毒素が潜在している可能性があるということを知っておくべきです。しかし、あまり神経質になり過ぎても、今度は食べるものがなくなってしまうので、できるだけ毒素が入っているものは避け、自然に近い形の食品を選んでいくことが、こうした現代社会においては必要策と言えるでしょう。

一般的に生産者は、農薬漬けの作物などは流通に回していて、自分たちで食べる分は、有機栽培のものを別に作っているそうです。

しかしこれも、消費者である私たちが、ひたすら「安い」「見栄えがよい」ものを求めてきた結果であるわけです。生産者も生きていかなければなりません。虫食いでも、多少曲がった野菜でも、多少高くても、私たちが、安全な有機自然農法や酪農法で育てられた食材を求める姿勢を持たなければ、食の安全性はますます安易な方向に流されていってしまうでしょう。

虫も食べないような食材、そういうものを私たちは普段口にしているわけです。

それでも、作った野菜の一部を飼料にして、酪農で得られる家畜の糞《ふん》尿から堆肥を作る、循環型の農業が増えるなど、農薬や化学肥料を使わない農業、抗生物質やホルモン剤を使わない酪農により、徐々に土壌が回復しているところもあるようです。

また、業界で不可能と言われた、リンゴの無農薬自然栽培を成し遂げた木村秋則氏は、自然の山の土のように、温かく、ふかふかした状態を再現すれば、農薬や化学肥料を使わなくても栽培できることを証明しました。彼は、植物が本来備えている、害虫に対する自然の免疫力を回復させてあげたのです。

ガンに関わる意外な食品――砂糖の害

ガンを抑制する食事のなかで、よく取り沙汰されるのが「塩分の取り過ぎ」ですが、前項で解説しましたとおり、害になるのは人工的に化学合成された「塩化ナトリウム」です。海水を天日で乾かしたお塩や、天然の岩塩は、ミネラルをたっぷり含み、薬ともなるのです。

ところが、お塩と並んで使用される調味料でも、砂糖の害についてはあまり知られていないのではないでしょうか。

砂糖といっても、漂白精製された白砂糖が特に悪さをします。

日本では、砂糖は、鎖国をしていた昔、オランダ貿易を通じて長崎から入ってきて普及し始めました。以来、今までに味わったことのなかった甘美な世界を求め、さまざまな料理や菓子類に使われ、今に至っています。

一方で、ガンや高血圧、心臓病、糖尿病といった生活習慣病も、現代に入ってから急激に広がっています。これが、必ずしも全て砂糖のせいだとは断定できないにしても、大いなる関わりがあるといっても過言ではないでしょう。

白砂糖の取り過ぎは、血をドロドロにしてしまうことが分かっています。

それは、白砂糖が酸性食品だからです。

砂糖は、体内でブドウ糖（Glucose）と果糖（Fructose）に分解され、吸収されてエネルギーとなります。しかし、白砂糖の過剰摂取で、体内が酸性に傾きますと、アルカリ性のカルシウムを放出して中和しようとします。それで、骨が弱くなったり、血の質が悪くなったりするわけです。それが慢性化しますと、高血圧、糖尿病、肝臓病、動脈硬化、心筋梗塞、ガンなどの病気を引き起こしていきますので、注意が必要です。

それから、何と果糖がすい臓ガンの広がりを驚異的に加速させるという臨床結果も出ています。このことは、2010年の夏にアメリカの学会誌で公に発表され、ニュースになったにも関わらず、なぜかあっという間にその話はマスコミから立ち消えになりました。業界から圧力がかかったのか、何とも腑《ふ》に落ちない話です。

それに、ガン細胞は、通常の細胞よりも8倍から20倍もブドウ糖を消費しますので、砂糖の摂取は、ガン細胞にエサを与えるようなことになってしまうのです。

サトウキビの搾り汁を煮詰め、蜜を含んだまま作られる黒糖（Brown Sugar）やキビ砂糖（Muscovado Sugar）は、ビタミンやミネラルを豊富に含み、カルシウムなどのアルカリ成分が失われていないため、白砂糖のように酸性に傾いてしまうことがありませんし、また、抗酸化作用のあるポリフェノールも含まれています。

いずれにしましても、砂糖の取り過ぎには注意しましょう。

環境汚染物質

水や空気という、生命を維持するのに欠かせないものは、本来偉大なる自然が無料で提供してくれるものでした。ところが今や、浄水器を設置し、ボトルに詰めた天然水やフィルターした水を買い、空気までも空気清浄機を買ってフィルターしなければならない時代になってしまいました。

ここで紹介している環境汚染物質に対して、全てに神経質になりますと、生きていけなくなってしまいますし、ほとんどが基準値以下になるよう管理されていますので、それほど心配されることはないのですが、こうした事実もあるということを参考までに挙げておきます。

なお、こうした毒素は、体内に取り込まれたからといって、これらが直接細胞をガン化してしまうわけではありません。免疫が高く保たれ、代謝がきちんと機能していれば、取り込まれた毒素は排出されていきます。

まず、水を見てみましょう。
日本の水道は、湧き水や健全な井戸水などがある一部の地域を除いては、水道局が衛生管理し、その水には消毒処理がしてあります。それは、すなわち塩素を入れることであり、通常は炭素フィルターなどによって取り除きます。

水の中の有機化合物が塩素と反応して出来るトリハロメタン（Trihalomethane）は、発ガン性があると指摘されており、水道水に入っていることもあるといいます。炭素フィルターである程度取り除くことはできますが、そもそもこういうことを心配しなければならなくなった、現代人の生活環境こそが見直されるべきなのです。


一方、当たり前のように吸っている空気も、もはや安全とは言えなくなってきています。塩化ビニールなどを焼却することや、塩素系農薬をまくことによって発生すると言われるダイオキシン（Dioxin）も、発ガン性を指摘されている汚染物質の一つです。

その他にも、工場から排出される有害な煙や、車からの排気ガスなど、数十年来の問題も、未だに解決する傾向にありません。


地球の環境汚染は、すなわち人間の体内の環境汚染につながります。

水や空気は地球を循環していますから、これは一国だけの問題ではないのです。

地球なくしては、どの生命体も生きていけません。そのかけがいのない地球を痛めつけ、私たち人間は、自分で自分の首を絞め続けてきたのです。

また、環境汚染物質とは言えないかもしれませんが、身近なところでは「タバコ」です。

その昔、アメリカ大陸の先住民であるネイティブ・アメリカンの間で吸われていました。そのときに使われていたのは、キキョウ科のロベリアという植物でした。これには、さほどの中毒性はなく、逆に腐ったものを食べたりしたとき、それを吐き出すための、嘔吐《おうと》をもよおさせる効能もあったそうです。

それとは違って、今一般的に吸われているタバコは、ナス科のニコティナ属に属する原料が使われ、多少中毒性があるそうです。コロンブスが新大陸を発見してヨーロッパに持ち帰ったのは、こちらの中毒性がある方です。その方が、お金もうけにはよかったのでしょう。

現代のタバコは、大量の化学物質を含み、発ガン性があるとはっきりと箱にも書いてあります。しかも一時期には、常用させるために、中毒性を高める薬品まで混入させていたという事実も発覚しています。

さらに、ビタミンCを大量消費して免疫力を下げてしまうことも分かっています。

こうした事実を知ったとしたら、なおも人前で平気で喫煙しようと思うでしょうか。もし「自分の嗜好《しこう》を満たすためなら、他の人たちが肺ガンになろうとも関係ない」と思ったとしたならば、どうでしょうか。

そのような身勝手な考え方、自分本位の動機というものは、犠牲的精神が強く、生命を守るために働いている「生命の根源体」（超微小生命体）は嫌うのです。

薬害、生活習慣、内的要因

病気になったときに、多くの方が頼りにする医薬品。

そのほとんどが肝臓で毒物として認識される化学物質で出来たものであり、症状の緩和を目的とし、根本治療をなさない、副作用を伴うものであることは、これまでの章でお分かりいただけたかと思います。

風邪をひいただけでも、やたらと処方される抗生物質は、ウイルスにはまったく効力を示しません。ご存知のとおり、バクテリアは退治しますが、身体にとって必要な菌も殺してしまいます。すると、当然ながら免疫機能も下がってしまいます。

前項で説明していますように、大量生産のため、鶏や豚の飼育には、病気にかからないように飼料に抗生物質をまぜます。その結果、それを食する人間も、間接的に抗生物質を摂取することになります。ということは、「私は風邪をひいたことがないから関係がない」では済まされない問題なのです。

他にも、消炎剤などは、T細胞の活動を妨げ、免疫力を低下させることが知られていますし、鎮痛剤は交感神経を緊張させて、活性酸素を増加させる原因ともなります。

苦しいといえども、理由があって出ている症状を緩和したために、かえって病気が長引く場合もあります。しかし、あまりにも苦しい症状の場合は、緊急の処置として、一時的に処方して難を逃れる場合もあります。その使い分けが大切ですが、医薬品は基本的には化学物質ですから、避けられるものならなるべく控え、長期の使用は極力避けるべきです。

例えば、一般的に陥りやすい危険なパターンとして、次のようなものが挙げられます。

①健康診断で高血圧と診断される。
②血圧を下げる薬を処方され、何年も飲み続ける。
③化学薬品の毒素を肝臓で解毒処理しきれなくなり、血液中に流れ出す。

④心臓や脳の微細血管に支障をきたし、心筋梗塞、心臓発作、脳卒中で倒れる。

血圧は高くなるときもあれば、低いときもあり、身体の状況に合わせて、理由があって変動しています。健康であれば、血圧が高くなったときも、柔軟に適応できるのです。それを薬で下げてしまうのは、安全とされている数値にただ適合させようとするだけの対症療法にすぎません。それを続けることによって被る副作用の害を考えますと、なぜ高血圧になったのかという原因に働きかけるサプリメントや食物を正しく取る方がより効果的です。

例えば、純ココアをミルクや砂糖なしのブラックで飲めば、循環器系の病気、高血圧や高コレステロールなどに効果があります。

それから、いくら健康によい食べ物だからといって、食べ過ぎてしまっては逆に体をこわします。「腹八分目に医者いらず」の言葉通り、もう少し食べたいというところで止めておくのが健康の秘訣の一つです。

実際、過食による肥満、高脂血症、糖尿病、高血圧などで医師のもとを訪れる方は多いのです。それを、薬や新しい治療法で解決しようというのは、少々虫がよすぎるのではないでしょうか。

具体的な例を挙げてみましょう。

糖尿病を患っている人が、医者や病院に行くと、まず血糖値を下げるインシュリン、すい臓を常に働かせる薬が処方されます。薬品という一時しのぎの症状緩和でフタをしてしまうので、治ったような気になります。しかし、肝臓に蓄えきれないほどの糖分が入っている原因を改善しませんと、薬害による副作用も手伝って、これではますます合併症を生むばかりです。運動不足、食べ過ぎ、脂や糖の多い食生活、といったことの生活習慣が原因となっていることは、よくあることです。

まず、原因となっている自分の食生活を見直すことが改善への第一歩と言えるでしょう。

食べ物や外からの要因ばかりではありません。ストレスなどによっても毒素は発生します。

アドレナリンは、交感神経が緊張状態になったときに、副腎から分泌される神経伝達物質で、血中に放出されますと心拍数や血圧を上げて、とっさの状況に対応できるようになります。それが継続するストレスによって慢性的に分泌され続けますと、自律神経のバランスが崩れ、体温が下がり、血糖値が上がるなど、人体にとっては悪影響を及ぼします。

目まぐるしく変化する現代社会においては、脳を休め、リラックスする習慣をつけることも、大切な健康法と言えるでしょう。

食事をする際も、食物の尊い命をいただいていることへの感謝、そしてそれらを生産してくれた人たち、ここまで運んでくれた人たち、そして料理を作ってくれた人への感謝が大切です。

不平、不満、憎しみ、怒り、こうした感情を抱きながら食べていておいしいでしょうか。どんなに貧しい食事でも、たとえ添加物が入っている食べ物でも、感謝して、満ち足りた気分で食べたらどうでしょうか。きっと生命の根源である超微小生命体が喜び、入ってきた毒素さえも幾分浄化されるのではないでしょうか。

第6章　自分でも簡単にできる免疫力アップの健康法

丹田健康法

「臓器の温度」を高く保つことが、免疫力を高める秘訣であることは、「第3章 ガンにならない三つの臓器」で解説しているとおりです。

本来であれば37℃以上に保たれている各臓器も、生活習慣や食べ物の変化などにより、それが崩れてきています。

臓器の冷えは、免疫力を著しく低下させ、万病のもとになります。しかし逆に、臓器を温めれば、あらゆる病気を治していくこともできるのです。

それでは、どうすれば臓器の温度を上げることができるのでしょうか。

実は、臓器の温度を上げる医薬製剤というものは存在しません。

そこで、臓器を温めるための工夫として、「丹田を温める」方法をご紹介しましょう。

「丹田」というのは、おへその少し下にあります。この位置には、幾重にも折りたたまれた小腸があり、気や血液の流れの中枢となっています。

血液は3分で全身を一巡します。ここを温めることにより、まず血液が温められていきます。そして、その温められた血液が循環を繰り返すことで、全ての臓器が温められていくわけです。

たったこれだけです。

しかし、免疫力を高めるための、とても簡単で有効な方法です。

温める方法は、カイロを使用したり、湯たんぽ、ハラマキなどいろいろ工夫してみてください。小さいものよりも大きなものの方が効率はよいと言えます。ただし、低温やけどをしないように注意しましょう。

入浴法

日本人が世界でも長寿国と言われるゆえんは、味噌や納豆などの発酵食品、豆腐や枝豆などの大豆タンパク、魚のオメガ-3脂肪酸などの食生活が健康によいからと考えられていました。それで、世界でも日本食ブームが巻き起こりました。

しかし、こうした食生活もさることながら、その長寿の秘密が、実は日本人が「お風呂好きだから」でもあることはあまり知られていないようです。

温泉に入ったときなどに「身体の芯から温まる」と言われますが、これがいわゆる「コア体温」、つまり臓器の温度が上がることを意味します。

「第3章　ガンにならない三つの臓器」で解説されているとおり、臓器の温度が上がることは、免疫力の向上を意味します。つまり、

入浴⇓臓器の温度を上げる⇓免疫力を高める⇓健康

という図式が成り立つのです。

臓器の温度を上げる以外にも、血行をよくし、代謝を活性化する作用もありますから、実に一石二鳥です。

ミネラルや薬効成分を含む温泉入浴が、身体を芯から温め、温かさが持続しますので、最も望ましいと言えます。しかし、いつも温泉に入れるという恩恵にあずかっている人は別として、普通の沸かし湯の場合は、湯冷《ざ》めに注意しましょう。

最も効果的な入浴法は、「少しぬるめの湯にゆっくり長く浸《つ》かる」ことです。このとき、丹田を温めることに主眼におきましょう。熱めの湯に肩まで浸かってすぐに出るよりも、

ゆっくりと30分くらい少しぬるめの湯に「半身浴」で浸かる方が、臓器を温めるのには効果的です。

一方、シャワーのみで済ますことが多い方は、注意が必要です。

熱いお湯でも、シャワーの場合は身体を伝って次から次へと流れ落ちていくので、身体が冷えやすくなってしまいます。よほど大量に長く浴び続けませんと、臓器を温めるほどの効果は得られません。しかしそこまでお湯を使うなら、ためて入浴した方がよろしいでしょう。

シャワー後は、身体をできるだけ冷やさないように、浴びた後はすみやかに水分をきれいにふき取ってしまうことが大事です。そして、丹田をできるだけ温めるよう心掛けましょう。

呼吸法

「長い息は長生き」と言われるほど、ゆっくりと深い呼吸は、健康維持の秘訣です。

しかし、深呼吸をするときには、ちょっとしたコツがあります。

それは、まず「息を吐き切ること」です。

深呼吸というと、ほとんどの人が思いっきり吸うことから始めますが、それは効果的とは言えません。まず、息を全部吐き切ることによって、体内の二酸化炭素を排出します。体内に二酸化炭素が多く残っていますと、酸素を取り入れてもきちんと燃焼されないのです。

取り入れた酸素を効率よく燃焼させることにより、臓器の温度を上げ、免疫力を高めるという、これも誰にでも簡単にできる健康法です。


ゆっくり3回くらいに分けて「フー、フー、フー」と、これ以上吐けないというくらい、お腹から毒素を出すイメージで吐き切ります。

その後、一呼吸おいてからゆっくりと吸い始め、お腹を膨らませます。しばらくためたら、また吐いていきます。

これを繰り返します。普段から時間のあるときに、いつもこの呼吸法を心掛けるとよいでしょう。

水分補給法

「水は一度にガブガブと飲まずに、少しずつこまめに補給する」

たったこれだけで、立派な健康法が実践できます。

水は人間にとって不可欠であることは、誰もが知っていることです。

実は、「第1章 ガンはどうして出来るか」で解説している「生命の根源体」（超微小生命体）は、水がなければ働くことはできません。

それだけでも重要なことですが、その他に、水は体内でどのような役割をしているのでしょうか。

水は、栄養の運搬、血液の運搬をするために欠かせない、生命維持のためにはなくてはならないものです。水がなければ、食べたものを栄養に換えるための、その化学反応すら起こすことができません。それに、水は体温を一定に保つための役割も担っています。

それで「水はできるだけたくさん飲んだ方がよい」という意見があるのですが、実はそれは間違いです。それは、なぜでしょうか。

細胞が貯えることのできる水分量というのは限られています。水を大量に飲み過ぎますと、余分な水分は主に尿から排泄されますが、そのときに、身体に必要なミネラルまでが排出されてしまうのです。ただ、労働や運動などで大量に汗をかいた後は、出ていった分を補給する必要性が出てきますので、状況にもよります。

さらに問題なのは、水をたくさん飲み過ぎますと「臓器が冷えてしまう」という点です。身体の調節機能というのは実にうまく出来ていて、水分過多のときにある程度の冷えを感知すると、臓器が冷えないように、下痢を起こして水分を外に排出しようとします。もちろん雑菌が入ってそれを排泄《せつ》すべく下痢になる場合もありますが、原因不明の下痢は、「水分過多」による「臓器の冷え」を食い止めようとして起こされていることが多いのです。

ということで、水はただ多く飲めばよいというものではなく、大切なのは「体内の水分を一定に保つ」ということなのです。

水分が急に増えてしまうのも問題ですが、急に不足しても問題です。

体内から水分は、尿や便から60％、汗として20％、残りの20％は吐く息から出ていきます。そして、体内の水分量の1％を失うと脱水症状になると言われています。そうなる前に、水分補給が必要なのですが、特に年をとりますと、渇きを感知できにくくなりますので、こまめに補給することが大事なのです。

そういうわけで、急激に水分量が上下してしまうことのないように、気をつけなければなりません。常に水分量を一定に保つためには、「ずっと間が空いて一度にガブガブ」ではなく、「チョコチョコとこまめに」が望ましいのです。

一方、人体には平均して70％の水分が含まれていると言われていますが、年齢とともにこの水分量も変わり、幼児で約80％、成人で約60％、高齢者で約50％と減っていきます。

このように、摂取する量の目安は、気温や生活環境、年齢などによって異なります。一般的には、1日あたり体重の約3％を目安とされるとよろしいでしょう。例えば、体重60キログラムの人なら、1日に約1・8リットルの水が必要ということになります。

また、起きているときなら、水分をこまめに補給することもできますが、寝ている間も水分は出ていきます。寝ている間は水を飲めませんから、寝る前にコップ半分〜1杯の水を飲み、夜中もし起きたときは水分を補給し、さらに朝目覚めたときに水を飲むという習慣をつけるとよろしいでしょう。

以上は、「水の飲み方」についてでしたが、次は「水の質」についてです。

フランスの「ルルド」や、メキシコの「トラコテ」など、自然界には癒やしの力を秘めた水が存在し、実際に多くの人が癒やされています。

その効力の中で、解明されているものの一つに「還元電位」というものがあります。「還元電位」というのは、酸化還元の度合いを電気の値で表したもので、還元電位が低いほど、イオン化した活性水素が多く含まれていることになります。

還元電位の低いアルカリ電解還元水は、体内で毒素となる活性酸素を、活性水素により中和してくれる働きがあります。目安としましては、プラス100mV〜プラス300mVでは酸化力が強く、マイナス100mV〜マイナス300mVでは、還元力（抗酸化力）が高い水ということになります。ちなみに、普通の水道水はプラス200mV〜プラス5

００ｍＶ程度、ボトルで売られているアルカリイオン水でもマイナス１００ｍＶ〜プラス１００ｍＶ程度が一般的です。

日本やアメリカでは、マイナス２００ｍＶ〜マイナス３００ｍＶの還元力を持つアルカリ電解還元する医療用装置が販売されています。インターネットで「医療用アルカリ電解還元水」といったキーワードで検索されますと、一般の方が購入できる機種がいくつか出てくるはずです。実売価格はおよそ20万〜25万円くらいですが、中には高額の割には、ただのアルカリ水をつくるだけというような商法のものもありますので、購入される際は、信頼のできる販売店を選んで相談されるとよろしいでしょう。ポイントは、アルカリ度を示すｐｈ値よりも、還元電位が低い（マイナス３００ｍＶくらいが目安）水を生成できることです。

一方、塩素などの薬品や不純物が多く含まれる現在の都市部の水道水は、カーボンフィルターその他のろ過システムを通して、それらの不純物を除去しなければ、とても飲めた代物ではない状態になっています。

前述の装置には、当然そういうフィルターは付属しているわけですが、還元電位の他に、もう一つ大事な点があります。

2003年にノーベル化学賞を受賞した、ピーター・アグリ（Peter Agre）博士とロデリック・マッキノン（Roderick MacKinnon）博士は、「アクアポリン」（Aquaporin）という穴の開いたタンパク質があることを発見し、そのトンネルを通って水が細胞内に浸透するというメカニズムを明らかにしました。一番細いところでは、水分子1個がようやく通れるくらいの大きさです。にもかかわらず、毎秒おびただしい数の水分子がそのトンネルを通過し、細胞間の水の交換を行っていることが分かったのです。

つまり、この発見によって、細胞が機能するためには、粒子の細かい水を摂取した方が吸収がよく、効率的であるということが証明されたというわけです。

それから、「イオン化」（Ionized）されているということが大切です。

このアクアポリンの発見により、トンネルの中ほどに、プラスに電荷した部分があって、そこにマイナスに帯電された酸素が吸収されて、細胞内に水が吸収されるという仕組みが明らかにされました。すなわち、イオン化した水は、細胞に吸収されやすいということです。

普通の水道水では、水分子のクラスター（粒子の塊）が団子のようになっています。

クラスターが小さく、イオン化された、吸収力のよい水を作り出すことができる機種がありますので、購入される場合は、よくご検討ください。

マイナスイオン効果

「水」と同様に、身体を維持するのに欠かせない「空気」。

当たり前のように、毎日呼吸しているものです。あまりに当たり前過ぎて、その存在に感謝することを忘れ、いつしか人類はその大切な地球からの贈り物を失おうとしています。

酸素を吸って二酸化炭素を吐く動物と、二酸化炭素を取り入れて酸素を出す植物が、共生共存しているという大自然の摂理を忘れ、目の前の利益を優先するあまり、地球の肺であるアマゾンが大豆畑に変わり、熱帯の木々が建材に変わってしまっています。後の子孫が吸う酸素のことなどは、まるで頭にないかのようです。

その課題は別としまして、人間が恩恵を受けている空気には、そのなくてはならない酸素の他に、「マイナスイオン」（Negative Ion）があることを忘れてはならないでしょう。


人間の身体は電荷を帯びており、電気質であります。

それゆえに、イオンの影響を受けやすいのです。

プラスイオンの影響を受けますと、疲労や病がもたらされます。

それに対して、マイナスイオンは、神経伝達の流れをよくし、細胞内の新陳代謝を促します。また、血液中のヘモグロビンを酸素と結びつきやすくして、酸素と栄養が全身に運搬されるのを促進します。


このような癒やし効果をもたらしてくれるマイナスイオンですが、場所によってその数は大きく異なります。


都市部では、屋内で平均して1立方メートルに40～50個、多くて百個程度のマイナスイオンしかありません。屋外でもその倍くらいです。

ところが、自然の山や森に行きますと、1立方メートルあたりの数は、2千個くらいになります。一番よいのは、滝のある場所と海辺で、4千個以上あります。

そういうマイナスイオンの多い場所では、空気中の埃や汚れなどは、電荷されて落ちてしまいます。

しかし、マイナスイオンが多く発生する癒やしの場へは、皆が行けるわけではありません。そこで、病に伏す人にもマイナスイオン環境を提供してくれる鉱物をご紹介します。

それは、「トルマリン」（Tourmaline）です。別名「電気石」とも言われ、電場を形成し、病を癒やすマイナスイオンを永久に放出し続けるヒーリングストーンです。

トルマリンは、何と1立方センチメートルに約2千個のマイナスイオンを放出しているのです。宝石としてきれいに磨いたものではなく、原石の方がパワーがあると言われています。お部屋に置いておいたり、お風呂に入れても効果があります。

頭脳労働

臓器を温めるためには、運動をするのも効果的です。

しかし、運動というのは、健康の代名詞のように過大評価されている傾向があります。

それが証拠に、スポーツ選手といえどもガンや成人病にかかる方は少なくありません。その原因は、運動の仕方に原因がありそうです。

運動したときに出る汗は、身体のほてりを冷ますために出るわけですが、汗を拭かずに放置しておきますと、身体が冷えてしまい、かえって臓器を冷やす結果になってしまいます。いくら運動量が多くても、臓器を温めるだけの熱量をずっと出し続けることは、簡単なことではありません。

そうかといって、台所仕事など日常生活で動く程度の運動では、エネルギーを消耗するだけで、臓器を温めるまでには至りません。

しかし、骨格筋を全て使って、汗をかくハードな運動を継続することは困難ですから、それによって臓器の温度を高く保持し続けることも無理があります。

強いて言えば、有酸素系の運動を持続できるくらいのペースで行う「スロージョギング」などは、多量の汗によって身体が冷えてしまうこともあまりなく、効果的ではないかと思われます。

それに対して「頭（脳）を使うこと」は、実はハードな運動に匹敵するほど熱量を消費します。そのため、臓器を温めるのに効果があるのです。しかも、これなら比較的長時間続けることができます。

運動不足でも、頭脳をよく使う人に長生きが意外に多いのは、このあたりに理由があったようです。

しかし、頭がよければより熱量が多く出るかというと、そうではありません。要は「脳を使うこと」自体が大切なのです。

これは、お年寄りなどで、身体を動かすことができない方が、リハビリをするには最適な方法と言えるでしょう。

ただし、臓器を温めるほど頭脳を使おうと、あまり考え過ぎて悩んでしまっては、かえって逆効果です。

野菜スープ

野菜スープは、誰でも手に入る野菜で、ご家庭で簡単に作ることができる、とても有効な健康法です。

コラーゲンを増強させ、年齢に関係なく、成長時の子どもと同じような身体をつくる原動力となります。

それと同時に、体内に入った野菜スープが化学変化を起こし、何と30種以上の抗生物質が体内で作り出されるのです。その中でも、チロシン（Tyrosine）やアザチロシン（Azatyrosine）のような、ガン細胞にだけ飛びつく特殊な物質が増えることで、ガンがわずか3日間で制圧されたという事例も報告されています。

また、人体を構成している体細胞を変えることもできます。この体細胞はガンに対する免疫を持っているために、ガンにかかりにくくなります。つまりガンの予防です。

野菜スープによって、白血球、血小板が増強され、免疫力が高まり、ガンやエイズなど、非常に広範囲の病気に威力が発揮された事例は、多数あります。あまりにも効力があったため、この野菜スープも一時期は広まったのですが、まもなくつぶされてしまいました。

野菜スープに関しましては、『「元祖」野菜スープ強健法――ガン細胞も3日で消えた!?』（立石和著、徳間書店）や『「野菜スープ」の疑問に答える――ガンや成人病にすごく効く！

と大評判の野菜スープのすべて』（長屋憲著、マキノ出版）などで、詳しい情報を得ることができます。

この野菜スープの作り方を、以下にご紹介します。

１）用意する材料（大きさによって調整してください）

ダイコン　　４分の１本
ダイコン葉　４分の１本分
ニンジン　　２分の１本
ゴボウ　　　大４分の１本（小なら２分の１本）
シイタケ　　１枚（天日乾燥したものを使う。市販の電気乾燥したものはビタミンDがなくなっているため不可。乾燥シイタケの場合は、いったん水で戻して天日乾燥させる）

２）野菜スープの作り方

①できるだけ無農薬・有機栽培のものをご使用ください。
②鍋はアルミ製かステンレス、または耐熱ガラスを使用してください。ホーロー、テ

フロンは避けてください。

③野菜は、あまり細かく切らないで、大きめに皮ごと切って入れてください。

④鍋に野菜の量の3倍の水を入れます。

⑤ふたをして火にかけ、沸騰してから、弱火にして1時間煮込みます。

⑥保存はガラスびんに入れて、冷蔵庫で1週間ほど持ちます。

3）野菜スープを作る際の注意事項

（1）野菜を多く入れれば、それだけ効果があるというものではありません。基本の分量を守りましょう。

（2）他の薬草や塩、その他の材料を混合してはいけません。化学変化を起こして、場合によっては強い毒に変化することもあります。

野菜スープは効能に優れ、飲み出すと身体そのものが変わってきます（体質が強化される）。また、アルコールに強くなり、二日酔いがなくなるので、ほどほどのところでお酒をやめてください。お酒を常飲されている方では、逆にお酒が欲しくなくなる場合もあります。

第7章　効果の高い代替治療

高濃度ビタミンC点滴療法

ビタミンC（アスコルビン酸：Ascorbic Acid）によるガンへの治癒効果を最初に発表したのは、アメリカのノーベル賞受賞者であるライナス・ポーリング博士（Dr. Linus Pauling）でした。１９７０年代初めのことです。

しかし、その後30年間あまり、ビタミンCの効力は黙殺され続けていました。

風邪をひいたときに、化学薬品を嫌って、ビタミンCを摂取する方は多いでしょう。ビタミンCは白血球の働きを助け、免疫力を高めると言われているからです。

ヤギなどは、1日6～12グラムのビタミンCを生成し、病気のときなどは１００グラムものビタミンCを体内で生成すると言われています。

一方、他の哺乳類と違い、ヒトはビタミンCを体内で合成できないため、対外から摂取する必要があります。

柿やオレンジ、イチゴ、レモン、ブロッコリー、ピーマンなどの、ビタミンCを多く含む野菜や果物から摂取するのが理想ですが、病気の場合はそうも言っていられません。

風邪のひきはじめ程度でしたら、吸収されにくいとはいえ、経口摂取で十分な効果は期待できるでしょう。しかし、ガンともなりますとそうはいきません。血中のビタミンC濃度を極度に高める必要があるからです。

口から飲み込む錠剤などでは、胃を荒らしてしまいますので、胃が弱い人には経口摂取は向きません。また、エスターCという、胃に負担をかけないビタミンC錠剤も販売されていますが、ビタミンCは血液に吸収されにくい性質があります。

経口摂取の場合、ビタミンCの血液への吸収効率は、大量になるほど落ちていきます。

20ミリグラムまで↓１００％
１０００―１５００ミリグラム↓50％
１２０００ミリグラム↓16％

こうしたわけで、静脈から点滴で直接血液に、多量のビタミンCを注入する方法が効果的なのです。

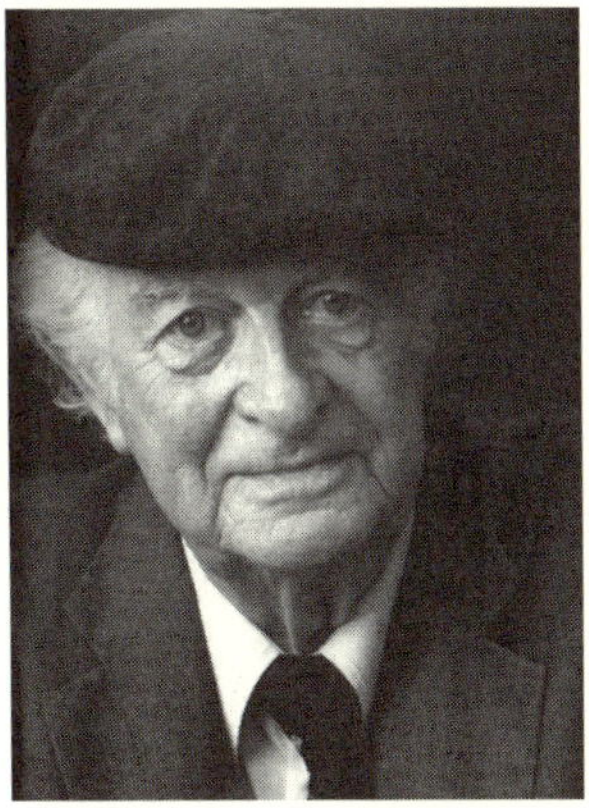

ライナス・ポーリング博士

「ビタミンCを100ミリグラム以上摂取しても、ほとんどが体外に排出されてしまうので、お金の無駄だ」という批評に対し、ポーリング博士は次のように答えています。

「それは、正しくありません。私は、以前に自分自身で実験してみたのです。毎日10グラムのビタミンCを摂取して、尿を採り続けました。すると、尿にはその15％である1・5グラムしか検出されなかったのです。

腸内にとどまるのが約3分の1としても、残りは体内で酸化して、他の抗酸化物質を再生します。しかも、腸内にとどまった分は、発ガン物質を無効化し、排便を促す作用がありますので、好ましい結果を生むのです」


しかし、ほどなくしてメイヨー・クリニック（Mayo Clinic）というアメリカで最も権威のある医療施設が、「ビタミンC投与はプラシーボ効果*以上には期待できない」という結論を出し、長い間、日の目を見ることはありませんでした。

＊薬効成分を含まない偽薬を、薬だと偽って投与し、患者の病状が良好に向かってしまうような治療効果のこと。

この背景の一つには、メイヨー・クリニックでの実験が血管内に直接注入するのではなく、経口摂取だったということもあるでしょう。しかし、他の高価なガン治療や薬が売れなくなってしまうと困る勢力からの圧力がかかったことは容易に想像できます。

こうして、医学会や製薬業者が恐れる、安価に手に入って、副作用がほとんどなく、効果の高い療法は、迫害され続けてきたわけです。マス・メディアも、スポンサーとなってくれる製薬会社に不利になるようなことを書くわけがありません。

しかし、そうした**近代医学から追いやられたものの中にこそ、真価のある有効な療法を発見できることが多い**のです。

そして、２００５年9月20日、ＰＮＡＳ（アメリカ自然科学アカデミー会報）に、これまでの常識を覆すような、興味深い論文が発表されました。「高濃度のアスコルビン酸（ビタミンＣ）が選択的にガン細胞を殺す」という画期的な内容で、ビタミンＣが再び脚光を浴びるきっかけを作ってくれました。

そこで明らかにされているメカニズムは、次のとおりです。

ビタミンＣは自らが酸化することによって、強い抗酸化作用を発揮します。これは、酸化ストレスの原因とされるフリーラジカル（遊離基）に電子を与えて還元し、自らは電子を失って酸化するということです。

ところが、その際に過酸化水素（Hydrogen Peroxide）という酸化物質を大量に発生させます。正常な細胞とガン細胞では、それに対する反応が違うというのです。

正常な細胞は、カタラーゼ（Catalase）という抗酸化物質があるため、過酸化水素を中和して影響を受けません。一方、ガン細胞には、カタラーゼが正常細胞の7分の1程度しかなく、過酸化水素を無毒化できずに死に至るというものです。

これが、「ビタミンCがガン細胞だけを選択的に殺す」と言われているゆえんです。

この作用によりガンを制するには、血中のビタミンC濃度を４００ミリグラム／デシリットルまで高める必要があります。通常のビタミンC血中濃度は、１・２ミリグラム／デシリットルですから、そこまで高めるためには、いきなりではなく、徐々に、段階的に上げていく必要があります。

人によって、健康状態によって異なりますが、ガン患者に適用する場合、15グラムくらいから始めて、25グラム、50グラム、65グラムと上げていき、最終的には75グラムくらいまで投与していきます。

75グラムとは、７万５千ミリグラムのことです。したがって、経口摂取では量的に無理ですので、点滴によって、静脈内に直接注入するやり方が取られるわけです。

喫煙している方などは、ビタミンＣが喫煙によって大量に消費されてしまいますから、より多くの量が必要とされますし、健康な方に比べて、ガンを患っている方は、血中濃度が上がりにくいため、投与量を調整する必要があります。

日本では、柳澤厚生医学博士が、その著書『ビタミンＣがガン細胞を殺す』（角川ＳＳＣ新書）の中で、大量のビタミンＣを点滴に投与することで、悪性リンパ腫の患者の腫瘍が半年で消えた事例などを紹介されています。

以下は、柳澤博士が初めてビタミンＣ点滴療法を行ったアメリカ人患者が、柳澤博士へ宛てた手紙の抜粋です。

（中略）

私は胃と大腸に2回の内視鏡検査、ＰＥＴ検査、ＣＴ検査を受けました。

その結果、主治医は「治療をしていないのに、腫瘍は明らかに自然退縮を起こしている」

と言いました。

この主治医には、超高濃度ビタミンC点滴療法を受けていることは伝えていません。主治医の言葉を私なりに理解すると、横隔膜より上では明らかなリンパ節腫の増大はありません。横隔膜より下では小腸の腫瘍は増大がなく、腹部と鼠径部《そけいぶ》のリンパ節腫は明らかに縮小しています。主治医は、以前は明確に触知できた鼠径部のリンパ節を探すのに苦労し、自然退縮に驚いていました。

2月から予定していた抗ガン剤を使った化学療法は、もう4カ月待ってから再検討することになりました。

本当にすばらしいニュースです！


（後略）


ビタミンC点滴療法は、ガンの治療効果以外にも、その抗酸化作用により、肺炎やウイルス性肝炎などにも効果がある他、美容や老化防止にも効果があるとされています。

また、コレステロールはビタミンCの助けを借りて、肝臓で胆汁酸に変換されるので、高血圧や心臓病、糖尿病などにも効果が期待できます。

ところで、点滴を受けている時間がない人や、何らかの理由で点滴を受けられない人のために、経口摂取でも直接血液に吸収され、点滴による静脈注入に匹敵するビタミンCの摂取方法をご紹介しておきます。

「リポソームカプセル化」という技術（LET：Liposomal Encapsulated Technology）を用いて、ビタミンCを脂質のカプセルの中に閉じ込め、細胞膜とカプセルが融合して、直接細胞に中身の物質が届けられるというものです。

市販されているLETによるビタミンCは、一般的にはジュースや水などに溶かして飲みます。前述のように、ビタミンCは体内に吸収されにくいという性質がありますが、このLETによるナノ化された状態のものは、そのままビタミンCを口から摂取した場合に比べて、８倍～10倍の吸収効率になると言われています。

しかし、人工リポソームが使用されていたり、安全性が分からないものもありますので、ここでは自分で作る方法をご紹介します。

★自家製リポソームカプセル化ビタミンC

1）用意するもの

●超音波洗浄機（アクセサリーやメガネを洗浄するためのもの）

●大豆レシチン粉末（遺伝子組み換えでないもの）

●ビタミンC（アスコルビン酸）粉末

2）作り方

①容器に大さじ3の大豆レシチン粉末と250ccの蒸留水を入れてよくまぜます。

②別の容器に大さじ1のビタミンC粉末と125ccの蒸留水を入れてよくまぜます。

③この二つの溶液を超音波洗浄機に入れて、電源を入れます。途中フタを取り、ストローで静かにかき回しながら、6分間運転します。

これで出来上がりです。

出来た溶液は、1万2千ミリグラム（12グラム）のビタミンCのうち、約70％がカプセル化されていると想定し、およそ8400ミリグラム（8・4グラム）が血液内に吸収されると考えてよろしいでしょう。

飲む量は、血中のビタミンC濃度を高めるために、自分の健康状態に合わせて、ゆっくりと少しずつ飲むとよろしいでしょう。

リポソームの脂質二重膜カプセルにアスコルビン酸が包まれるため、胃への負担は少ないのですが、カプセル化されない30％は、やはり強力な酸ですから、胃が弱い方などは、注意が必要です。

酸を中和するためには、カプセル化したビタミンC溶液に、重曹を水に溶かしたもの（目安は約60ｃｃの水に小さじ1杯の重曹）を加えて、かきまぜてから服用するとよいでしょう。加えるときには、ガスが発生して吹きこぼれますので注意が必要です。もしも、通常のアスコルビン酸の代わりに、アスコルビン酸ナトリウム（Sodium Ascorbate）粉末が手に入れば、重曹を入れなくても胃への負担はかなり軽減されます。

出来た溶液は、常温で3～4日持ちますが、冷蔵庫で保存すればより長持ちします。

この自家製ＬＥＴでは、約70％のカプセル化が実現されるとされ、普通にビタミンCの錠剤を摂取した場合に比べて5倍程度の吸収力があると想定できます。また、この自家製カプセル化の方法は、他のビタミン類やＣｏＱ10、グルタシオン（Glutathione）などのサプリメントにも応用できるとされています。

過酸化水素療法

「過酸化水素」という、フリーラジカルを発生させるものがなぜ身体によいのか、その仕組みは長い間謎とされていました。

活性酸素・フリーラジカルは生命を維持するためになくてはならないものですが、多くあり過ぎると、細胞にダメージを与えて悪さをするのです。

1910年に提出され、その後、製薬会社による医療統治を可能にした「フレクスナー・レポート」の合意からまだ間もないころ、1922年の医学の教科書には、まだ過酸化水素の点滴、内服、または局所的な適用が載っていましたし、それ以前には、腸チフス、コレラ、胃潰瘍、喘息《ぜんそく》、結核などの治療に、一般的に広く使われていたのです。

ありふれていて特許も取れないような、あまりに安上がりでよく効くものは、製薬会社の敵です。その後開発された、高価で症状をすぐに抑えられる医薬品に取って代わられ、過酸化水素は、すっかり葬り去られてしまっていました。

1950年代にアメリカのデンハム・ハーマン（Denham Harman）博士が構築した「フリーラジカル」（Free Radical）理論は、活性酸素が余計にくっついた分子（フリーラジカル＝遊離基）が、体内環境を悪化させ、老化を加速し、ガンのもとをつくるというものでした。

ところが、その後の研究で、酸素は時として毒素を除去する手助けをしたり、外から入ってきたバクテリアを攻撃する免疫システムの武器となったり、フリーラジカルの全てが悪いわけではないことが分かってきました。

また、ドイツのオットー・ワーバーグ（Otto Warburg）博士は、健康な細胞が酸素を好むのに対し、ガン細胞は酸素を嫌う性質があることを発表して、ノーベル賞を受賞しました。

そこで、過酸化水素（Hydrogen Peroxide）が再び登場することになります。

過酸化水素は、化学記号で書けば、H_2O_2です。

つまり、水分子に一つ酸素原子が余計にくっついている状態で、この酸素が、ガン細胞に威力を発揮するというわけです。

アメリカのチャールス・ファー（Charles Farr）博士は、過酸化水素を点滴することにより、体内の酸化酵素を刺激して、毒素を取り除く効果があり、さらに代謝能力が2倍になることを発見しました。
彼の実験で注目したいのは、過酸化水素がフリーラジカル脂質過酸化反応を起こす代わりに、解毒作用のある酸化酵素を刺激するという、それまでの予測を覆す反応を示したことです。

ガンに対する効果として、１９５０年代にレジナルド・ホルマン（Reginald Holman）博士は、腺ガンを発症させたネズミを使った実験で、水の代わりに過酸化水素を溶かした溶液を飲ませたところ、15日～60日で腫瘍が全て完治したと報告しています。

もしガンの治療用に過酸化水素を摂取される場合は、代替治療の専門機関にご相談ください。塩素と反応させると危険なので、塩素消毒された水道水で希釈することはできませんし、効力のある35％濃度のものなど、扱いには専門的な知識が必要になります。
ちなみに、薬局でよく見かける過酸化水素水（オキシドール）は消毒用で、安定剤などの薬物が入っているため、内服することはできません。

レアトリル（ビタミンB17）点滴療法――驚異のアミグダリン

パキスタンの西、中国とインドの国境に接するところにあるフンザ地域（１９７４年まで藩王国）（Hunza）は、そこに住む民族が、驚くほど長寿で健康なことで有名です。百歳以上がザラで、１２０歳以上という人が何人もいるというから驚きです。しかも、調査に訪れた医学団体によりますと、フンザの民族にはガンが見つからなかったということです。７千メートル級のパミール高原が見渡せるすばらしい景色のお陰なのか、なぜ彼らがこれほど長寿で健康なのか、現代医学では説明がつかないそうです。

しかし、フンザ人の食事には、アメリカ人の平均的食事と比べて２００倍以上のビタミンB17が含まれていることは、注目に値するでしょう。

ビタミンB17は「アミグダリン（Amygdalin）」という名前で、百年以上にわたって研究されてきました。

今から50年以上も前に、アメリカの生物学者アーンスト・T・クレッブス・ジュニア（Ernst T. Krebs II）博士が、アプリコットやビワ、桃、梅、リンゴなどの種に含まれるビタミンの一種を発見しました。それが、ビタミンB群としては17番目であったので、ビタミンB17と命名されました。それを、同博士がガン治療用に結晶化させたものが「レアトリル」(Laetrile) です。

このレアトリルの点滴も、例に漏れず、特にアメリカの医学会から抹殺され、無視し続けられている、ガンに有効な治療法の一つと言えるでしょう。

ビタミンB17の制ガン作用は、ビタミンCの制ガン作用と似ています。それは、両方ともガン細胞にのみ有効な作用を示し、正常細胞には無害というだけでなく、さらに健康を促進する効果を持っているという点です。

スローン・ケタリングがん学会(Sloan-Kettering Cancer Institute)で研究員をしていた日本の杉浦兼松博士は、ネズミを使った実験で、レアトリルがそれまで研究してきたどのようなものよりもガンに対して効力があると報告しました。にもかかわらず、それが間違っていることを意図的に証明する実験が何度も重ねられたのです。そしてついに、1953年に提出されたカリフォルニア州医師会がん協会の報告書では、「ビタミンB17は、ガンに対して有効であるという証拠がなく、またガン細胞を制圧する力も持っていない」とうたわれ、それ以来、ビタミンB17は医学会から迫害されてきました。

それのみならず、アメリカではＦＤＡ（Food & Drug Administration：食品医薬品局）をも巻き込んで、「ビタミンＢ17に関しては、毒性がないという証明に乏しく、その治療効果も発見できなかった」ということにされてしまい、何と１９７７年にビタミンＢ17の使用禁止規制がかけられました。

これにより、アメリカ国内においては、ビタミンＢ17を使用して試験したり、輸入することも、製造することも、販売することもできなくなってしまったのです。

しかし、よくよく考えますと、よほど効き目がなければ、これほどの弾圧が、たかがビタミンＢ17にかかることはないのではないでしょうか。ドル箱を脅かす、安価で簡単な療法は、医学・製薬業界の大敵です。

ところが、その規制がかかる以前に、実際にはビタミンＢ17の有効性と無毒性は実証されていました。以下は、エドワード・グリフィン（G. Edward Griffin）著の『癌なき世界』(World without Cancer) からの引用です。

☆　☆　☆

★カリフォルニア州サンパブロに住むジョー・ボテルホ氏は、医師から「この前立腺ガンは切開（尿道から行う摘出術）するほかない」と告げられた。

そのとき、同氏は「ガンが広がるだけだ」と思ったので、手術は受けなかった。

医師は「それではあまり長生きしない」と言った。

また、医師はコバルト照射を勧めたが、彼はそれにも同意しなかった。

彼はある健康食品店で、ビタミンB17を使うサンフランシスコの医師の噂を聞いたことがあった。

その医師を訪ねて診断を受けると　彼の前立腺の大きさはせっけんぐらいもあると告げられた。

数カ月にわたって、4日ごとに、ビタミンB17を注射してもらった。

ボテルホ氏は当時65歳であったが、特に膵臓酵素・トリプシンを消耗しないような食事（純植物食）を厳重に守った。

3年後、同氏はもうガンには侵されないし、髪は再び黒くなって若々しくなったと報告してきた。

なぜこんなに若返ったのか、彼自身は分からないが、おそらく食生活が改善されたからだと思っているようだ。

★有名な喜劇役者のレッド・バトンズの妻アリシアさんも、ビタミンB17のおかげで生き残ることができた、何千というアメリカ市民の1人である。
ロサンゼルスのがん会議で、レッド・バトンズ氏は次のように述べている……。

ビタミンB17は私の妻、アリシアの生命を救った。

ここにいるアメリカの医師たちは、昨年11月、私の妻の生命はあと2、3カ月と言っていた。

しかし、どうであろう。彼女は妻として、母親として美しく活力に満ち、元気に生きている。

私たちは、神と自己の科学的信念のために敢然と立ち上がったすばらしい人々に、心から感謝を申し上げる。

かつて、バトンズ夫人は喉頭ガンが悪化して、さんざん苦しんだ末に、主流派の臨床医師から「もう末期ガンで手がつけられない」と告げられた。

しかし、九死に一生を願って西ドイツ・ハノーバーのジルバーシー病院のハンス・ニーパー博士のビタミンB17療法を受けた。

夫人のガンは2、3カ月で完治した。

痛みは消え、食欲も正常になり、かつてなかったほど丈夫になった。

アメリカの医師たちは、この驚異的な回復を確認したが、ただ、ビタミン的物質だけでガンを征服したとは、どうしても信じなかった。

23年たった今も（当時）、アリシアは元気に生きている。

★カリフォルニア州サンタ・ポウラ出身の「足病治療医」デール・ダナー博士は、1972年に右脚の痛みとひどい咳におそわれた。
エックス線検査で、両肺に腫瘍と、脚には転移ガンらしいものが見つかった。

このようなガンは手術が不可能で、放射線治療もむずかしく、不治の病気である。

効果を信じてはいなかったが、博士は母親の勧めで、しぶしぶビタミンB17を使用することにした。

母親を安心させるのが主な目的で、メキシコから大量のビタミンB17を入手したものの、ビタミンB17はインチキであると「医学雑誌」で知らされていたので、そうだろうと信じていた。

また、報告書には、多量の青酸化合物が含まれているとあったので、ビタミンB17は危険なものに違いないと考えていた。

その後2、3週間もたたないうちに、痛みと咳は、医薬品では抑えきれないまでになっていた。

手や膝で這いつくばるしかなく、３日３晩眠れず絶望の境地に陥った。

睡眠不足、薬害、痛みなどの症状に悩まされてグロッキーになった博士は、ついに「持っていたビタミンB17」に手を伸ばした。眠れるようにもう一度多めに薬を飲んでから、意識を失う前に、何とか標準の10日から20日分のビタミンB17を一気に注射することに成功した。

36時間も眠り続け、目が覚めて驚いた。

自分がまだ生きている上に、痛みや咳もまったく薄れていたのだ。

食欲は正常になり、この何カ月かよりずっと気分がよくなっているではないか。

彼は、ビタミンB17がガンに効くことを不本意ながら認めた。

さらに、ビタミンB17を求め、前回より少量で治療を続けた結果、３カ月後には仕事に復帰することができたのだった。

☆　☆　☆

ここで、ビタミンB17は、どのようにしてガン細胞に特化して作用しているのか、そのメカニズムを見てみることにしましょう。それを解明するには、少々専門的な説明が必要となります。

まず、ガン細胞の周辺に大量に存在する分解酵素「ベータ・グルコシダーゼ（β-glucosidase）」に着目します。

このベータ・グルコシダーゼは、身体のいたるところに存在しますが、ガン細胞の周辺には、正常細胞の環境の百倍以上もの量が検出されます。

ここにビタミンＢ17が投与されますと、そこからシアン化合物（青酸：Cyanide）とベンツアルデヒド（Benzaldehyde）という、それぞれ毒になる成分が遊離されます。これらが、ガン細胞を攻撃するわけです。

それでは、なぜ正常細胞は大丈夫なのでしょうか。

それは、「ローダネーゼ（Rhodanese）」と呼ばれる保護酵素が、遊離したシアン化合物に反応し、毒成分を中和させているからなのです。この保護酵素は、身体内のいたるところに多量にあります。ところがガン細胞の周辺には存在しないため、ガン細胞は保護されないのです。

つまり、ガン細胞周辺には、ビタミンＢ17が入ったときに毒成分を発生する酵素がたくさんあり、発生した毒成分から守ってくれる保護酵素が少ないということになります。ビタミンＢ17が選択的にガン細胞だけに効くという理由は、ここにあります。

さらに、ビタミンＢ17には、こうした抗ガン作用の他にも、人体にとって有益な効果があります。

その一つが「鎮痛作用」です。ガンが進行してきますと、ガン性疼痛《とうつう》を起こしますが、ビタミンＢ17により、麻酔や鎮痛剤を使わなくても痛みが緩和されるのです。たとえ治る見込みがない状況でも、痛みが緩和されるのは、当人にとってはもちろんですが、周りで看病をする人たちにとっても大きな救いとなるでしょう。

また、降圧作用、食欲増進、貧血改善なども報告されており、さらにガン患者の不快臭を消す働きもあると報告されています。

ビタミンＢ17が実際にガンの治療として使用される場合、推奨されている投与量は、一回の点滴で６グラムとされています。

一方で、体温41℃の高熱状態では、制ガン効果に必要なビタミンＢ17の量は、３分の１から10分の１で済むという実証もあり、後述の温熱療法との併用をすることで、効率よく治療を進めることができそうです。

ガストン・ネサン　714X療法——ソマチッドが働きやすい環境をつくる

ソマチッド（Somatid）のソマは、ギリシャ語で「生命を創り出すもの」という意味。「第1章　ガンはどうして出来るか」で説明しました、「生命の根源体」（超微小生命体）と同じものであると理解して差し支えないでしょう。

この神のような叡智を備えた「生命の根源体」（超微小生命体）は、人間の体内では、主に血液中に多く存在しています。しかし、ありとあらゆる生命の根源をなすものですから、植物や動物、鉱物、水や大気など、ありとあらゆるものの中に存在します。太古の昔から「生きとし生けるもの全てに宿る」と言われていた神の分霊とも呼ばれるものが、近年その物理的側面において次第に明らかにされつつあるのです。

「生命の根源体」（超微小生命体）の大きさは、約80〜200ナノメートル（1ナノメートル＝百万分の1ミリ）で、細胞の1千分の1から1万分の1程度です。しかしながら、電子顕微鏡では捉えることはできません。40万〜百万倍率まで拡大できるからといって、全てがありのままに見えるとは限らないのです。強い光と電磁波のもと、そして真空状態では、生体内にあったときのような生態の活動が再現できにくいからです。

そこで、登場したのがソマトスコープ（Somatoscope）です。カナダ在住のフランス人、ガストン・ネサン（Gaston Naessens）氏の手によって開発されたこの顕微鏡は、通常2千倍程度の光学顕微鏡の倍率を、3万倍にまで高めたのです。これによって、生きて動いている「生命の根源体」（超微小生命体）の観察が可能になりました。*

＊現在では位相差顕微鏡によって、三千倍程度の倍率でもソマチッドの観察が可能。

「生命の根源体」（超微小生命体）の特徴は、第1章でも説明しましたとおり、1000℃以上の超高温でも死なず、氷点下の超低温でも死なず、強酸性でも強アルカリでも死なず、放射線を浴びても死なないことです。

宿っている生命体を守るために、神のような叡智をもって環境に適応し、必要に応じて物質を取り込み、また生成し、宇宙的規模の寿命を持つ、どんな環境でも死なない生き続けの超微小生命体です。

ガストン・ネサン氏は、この「生命の根源体」（超微小生命体）をソマチッドと名づけ、体内におけるその生体活動を研究し続けてきました。

「714X」は、彼の調査・研究の成果をもとに開発されました。それについて彼は、次のような注意を促しています。

「714Xは、楠木の樹液をもとに作られた、自己免疫機能を高めるための製剤で、ソマチッドの研究とは直接関係なく、中にソマチッドが入っているわけでも、ソマチッドを直接活性化するものでもありません」

しかし、「714X」を投与された千人のガン患者のうち、750人が治ったという実績が出ています。どうやらこの製剤が、ソマチッドが喜ぶ環境を提供していることは間違いなさそうです。

その効果のメカニズムについて、ガストン・ネサン氏は特許に関わるということで、詳しくは明らかにしておりません。しかし簡単に説明すると、次のようになります。

腫瘍が成長するときに必要とする窒素が体内からかき集められると、CKFと彼が命名した物質が、白血球を麻痺させる毒素を出すために免疫力が低下します。楠木の樹液を蒸留してつくられた714Xは、大量の窒素を封入していて、それが腫瘍細胞に届けられ、

ＣＫＦ発生を抑制し、免疫力の低下を防ぐことができるというものです。

医薬品でない、効き過ぎるガンの治療薬には、やはり苦難が待ち受けていました。ガン治療薬として正式に認可されていなかった714Ｘは、当時フランス医師会から激しい抗議を受け、ガストン・ネサン氏は、薬事法違反で逮捕・投獄された上、国外に追放され、カナダに移住しました。

しかし、その後も医学会からの弾圧の手が及びます。714Ｘを投与した、1人の末期ガン患者を死に至らしめたということで、殺人罪という判決が下ったのです。

「ガストン・ネサン裁判」で知られるこの事件は、ネサン氏によって命を救われた数千人の患者や支援者が、彼の無実を晴らすべく嘆願を続けたことで、彼を解放に導きました。

それにしても、もしたった1人の末期ガン患者が、手遅れで亡くなったにもかかわらず、担当医が殺人罪に問われるのなら、今のほとんどの医者も投獄される羽目になってしまうでしょう。

逆に考えれば、医学会がそこまで恐れて弾圧をかけるほど、顕著な効果をもたらすものなのかもしれません。75％の治癒率と言えば、抗ガン剤でもせいぜい20％程度と言われていますから、驚異的です。しかも、抗ガン剤のように、他の健康な細胞や免疫細胞もろとも破壊してしまうこともありません。

実は、日本においても、この「生命の根源体」（超微小生命体）を昭和30年代に発見していた医師がいました。

血液中のソマチッドを培養し、ＳＩＣ（低酸無酸性胃炎薬）をつくり出した、医学博士で長野県茅野市立茅野町病院院長であった牛山篤夫博士です。

長年の研究で完成したＳＩＣは、血液中の血漿《けっしょう》のソマチッド（牛山博士は「ガン免疫菌」と呼んだ）を培養し精製したもので、昭和34年に医薬品として認可されています。

以下は、ＳＩＣの臨床における治癒率です。

1．慢性胃炎：97・7％（86件中84件）
2．胃潰瘍：85・5％（76件中65件）
3．十二指腸：82％（17件中14件）

4. 幽門狭窄症《きょうさくしょう》：100％（6件全部）
5. 胃ガン：37・5％（40件中15件）
6. 食道ガン：（70％：ただし50％は再発）（10件）
7. 肝臓ガン：（33％：ただし75％は再発）（12件）
8. 直腸ガン：33％（3件中1件）
9. 子宮ガン：30％（10件中3件）
10. 乳ガン：初期のもののみ、70％（10件中7件）
11. 肺ガン：25％（4件中1件）
12. その他のガン：皮膚ガン1件、舌ガン1件が治癒

（牛山篤夫博士の論文より抜粋）

この優れた薬効から、一時期はマスコミに取り上げられましたが、昭和37年に衆議院特別委員会に召集され、政治家を通して抑圧がかかり、彼の研究は事実上つぶされてしまいました。

さて「714X」に戻りますが、具体的な投薬法は次のようになります。

初めての場合、「714X」を右足付根のリンパ組織に、1日目1ミリリットル、2日目2ミリリットル、3日目3ミリリットル、4日目4ミリリットル、5日目以降は5ミリリットルを17日間、合計で計21日を1サイクルとして注射をします。その後は2日間休んで、また21日間、全て5ミリリットルで注射していきます。初めてのサイクルでは、一度に毒素がリンパを通じて流れ出し、臓器に負担を与えないように、徐々に量を増やしていき、2サイクル目以降は5ミリリットルずつとされています。

ただし、すでに抗ガン剤による薬物療法や放射線療法を受けてしまった後では、免疫機能が破壊されているため、「714X」の効力は発揮されにくいとされています。

余談ですが、「714X」は、アルファベットの7番目の文字「G」と、14番目「N」、つまりGaston Naessensのイニシャル、そして「X」はアルファベットの24番目で、彼の誕生年である1924年に由来しているということで、それ以上の特別の意味を持つものではないようです。

ガストン・ネサン氏は、血液中のソマチッドの形態の変化の過程を16のサイクルに分類しました。その中で、身体が健康を保っているときの三つの段階までを仕切る線を「プロ

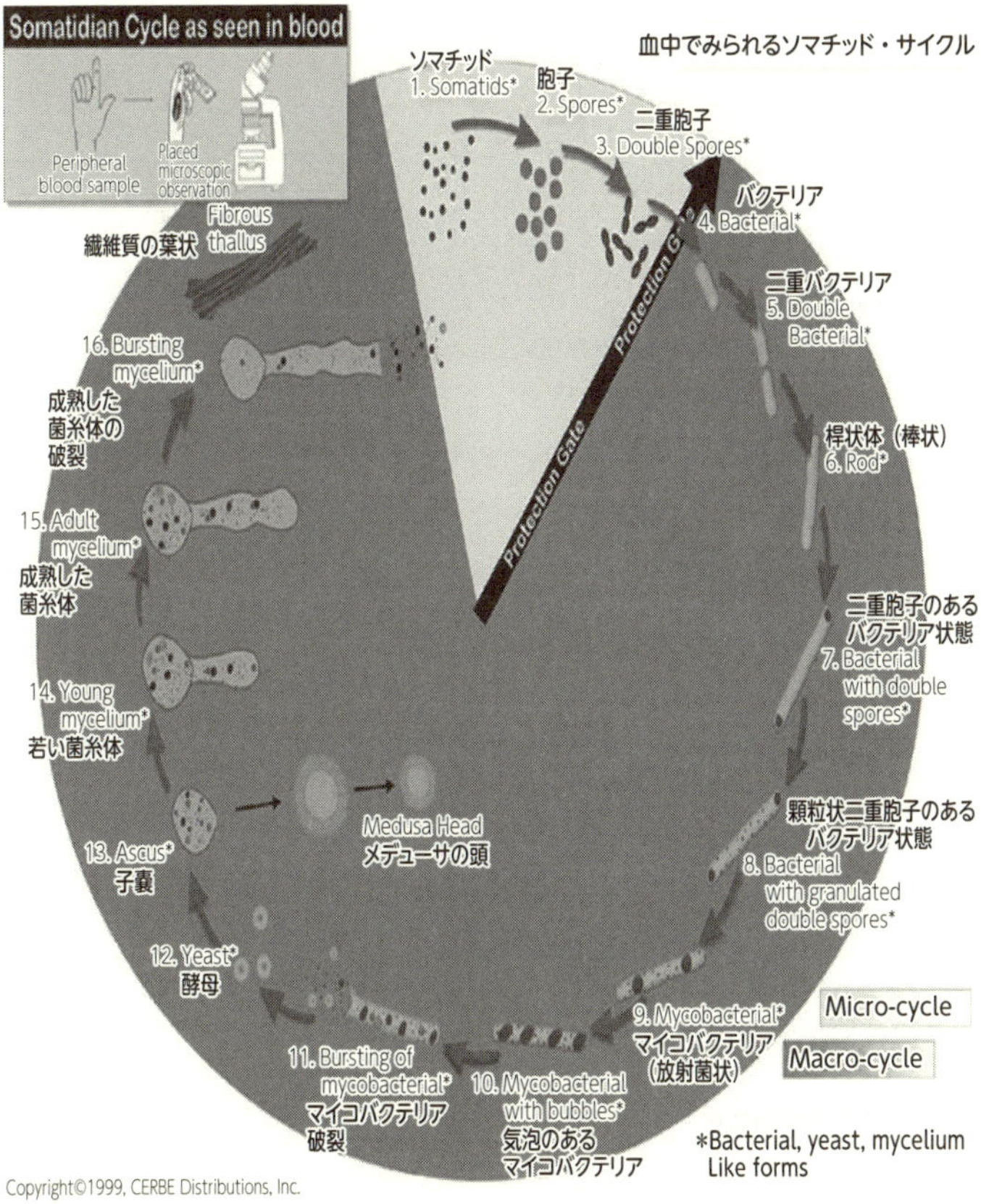
Somatidian Cycle as seen in blood
Peripheral blood sample
Placed microscopic observation
血中でみられるソマチッド・サイクル
ソマチッド
1. Somatids*
胞子
2. Spores*
二重胞子
3. Double Spores*
バクテリア
4. Bacterial*
二重バクテリア
5. Double Bacterial*
桿状体（棒状）
6. Rod*
二重胞子のある
バクテリア状態
7. Bacterial with double spores*
顆粒状二重胞子のある
バクテリア状態
8. Bacterial with granulated double spores*
9. Mycobacterial*
マイコバクテリア
（放射菌状）
Micro-cycle
Macro-cycle
10. Mycobacterial with bubbles*
気泡のある
マイコバクテリア
11. Bursting of mycobacterial*
マイコバクテリア
破裂
12. Yeast*
酵母
13. Ascus*
子嚢
Medusa Head
メデューサの頭
14. Young mycelium*
若い菌糸体
15. Adult mycelium*
成熟した
菌糸体
16. Bursting mycelium*
成熟した
菌糸体の
破裂
Fibrous thallus
繊維質の葉状
Protection Gate
*Bacterial, yeast, mycelium Like forms
Copyright©1999, CERBE Distributions, Inc.

（資料：日本ソマチット学会）

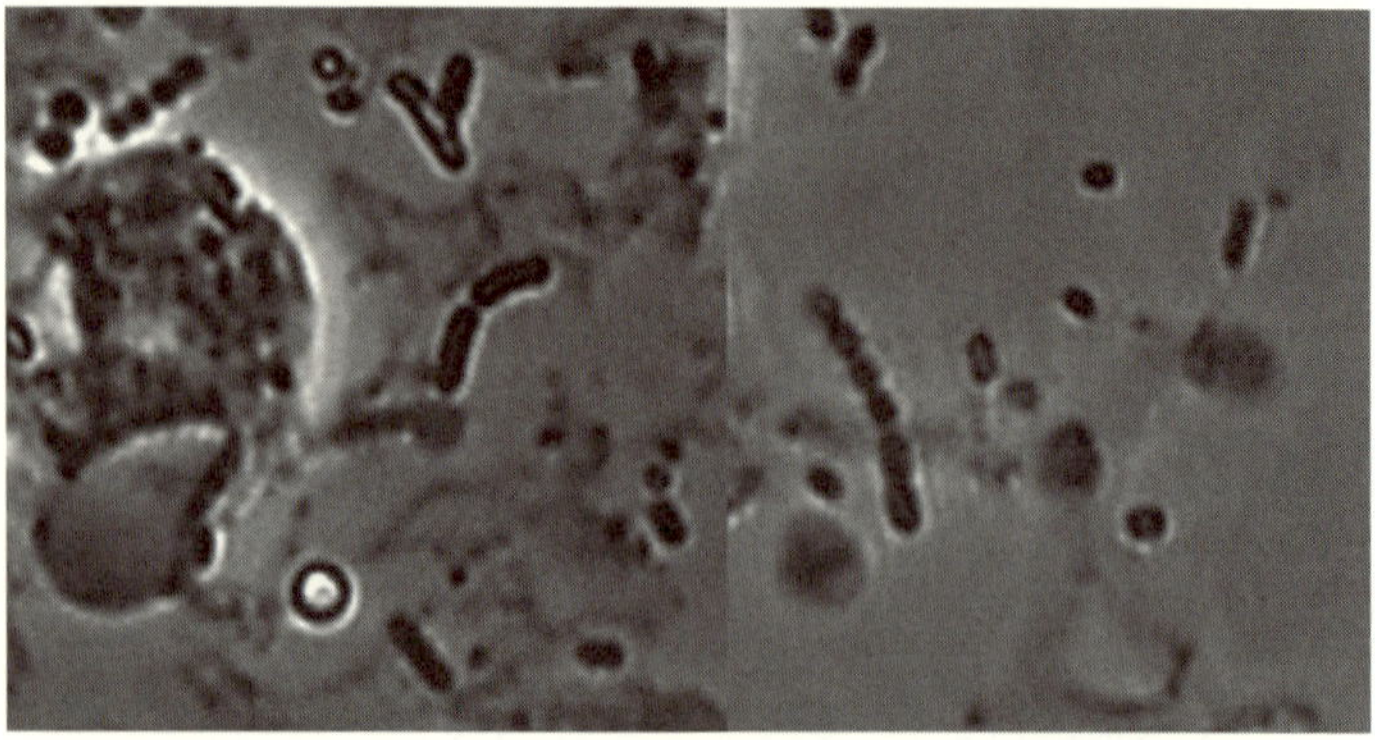

ガストン・ネサンの言う「プロテクション・ゲート」を超えてしまった二重バクテリア型

写真：微小生命体研究会

テクション・ゲート」と呼んでおり、ソマチッドがこの「プロテクション・ゲート」を超えた変容を見せますと、身体内に異変が起きて、免疫が低下したことを表すとしています。

ガストン・ネサン氏は、この「プロテクション・ゲート」を超えてしまう要因として、次のようなものを挙げています。

①身体的なもの——汚染、事故、手術、外傷など

②化学的なもの——アレルギー、環境毒物、薬品など

③突然のショック——肉親や友人の死など

④無力感／うつ感

⑤精神的なこだわり——自分の思い込み、植

え付けられたイメージ

注目すべきは、彼が免疫力低下の原因として、「精神的な要因」も重視しているという点です。ガン患者が、精神科医と長時間話した後は、採取した血液がきれいになっていたり、逆にストレスが血液をよくない状態にすることを、彼は、ソマトスコープで見て実際に知っているのでしょう。

今後の代替治療のあり方には、こうした精神的な面、「心のケア」というものが求められてくるのではないでしょうか。

ルドルフ・シュタイナー――ヤドリギ療法

「シュタイナー教育」として、その名をご存知の方も多いでしょう。

19世紀のオーストリア帝国（現クロアチア）出身のルドルフ・シュタイナー（Rudolf Steiner）博士は、アントロポゾフィー（Anthroposophie）という独特の精神哲学を構築した人物で、後に高名な神智学者および霊能者として、その名が知られるようになりました。

その思想は、彼の次のような言葉に表れています。

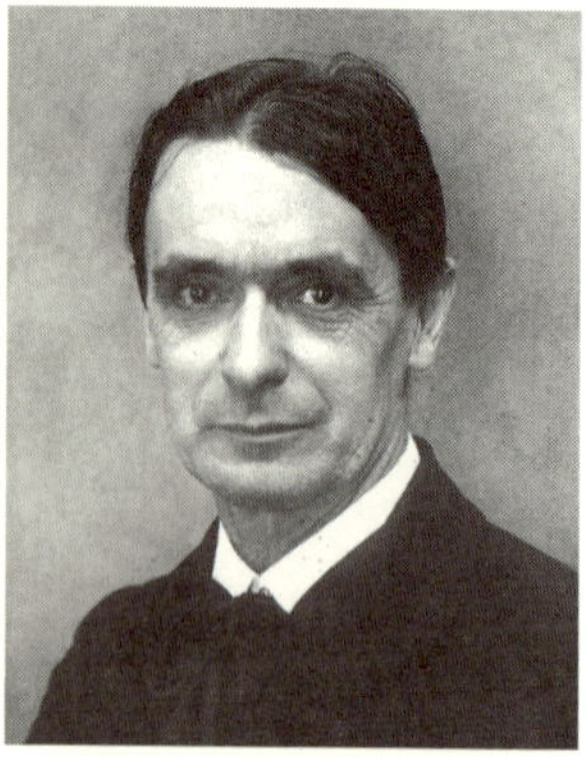

ルドルフ・シュタイナー博士

「アントロポゾフィーとは認識の道であり、それは人間存在（本性）の霊的なものを、森羅万象の霊的なものへ導こうとするものである」

シュタイナー博士は、このような「生命は霊のつながりを通して一つ」という思想のもと、教育や農業、医学、哲学、芸術、建築など、さまざまな分野で、自然の摂理に則った実践法を生み出してきました。

その一環として、自然界の中に存在する原料に、治癒能力の高いものがあることを見いだし、薬効のある植物の生態を研究したのです。

シュタイナー博士が、最初にヤドリギ（Mistletoe）をガンの治療に使用したのは、1920年代のことでした。

ヤドリギは、漢字で「宿り木」と書くとおり、他の木に寄生して成長する植物で、クリスマスの時の飾りとして使われると言えば、思い出される方も多いでしょう。

シュタイナー博士が注目したのは、このヤドリギの寄生増殖能力が、ガンの増殖傾向に似ているという生態でした。

ヤドリギは、免疫を刺激する強力な物質を含んでいて、ガン細胞を自滅に導くアポトーシス（Apoptosis）を誘導する力を持っていることが実証されています。そして、そのヤドリギが寄生して増殖する能力を利用して、増殖するガン細胞を制圧していくという仕組みです。


実際に治療として使われるのは、ヨーロッパにあるヤドリギだけとされています。しかしこれは、臨床がまだヨーロッパでしか行われていないからだと言えるかもしれません。

ヤドリギの抽出液としては、「イスカドール（Iscador）」が有名で、その他にも「アイソレル（Isorel）」「ヴァイソレル（Vysorel）」「ヘリクサー（Helixor）」「イスクシン（Iscucin）」などの、製法が少しずつ異なる製剤があります。

宿り先の樹の種類によっても、何種類かの抽出液に分かれています。
松の木に宿ったものは「P」、樫の木は「Q」、りんごの木は「M」、もみの木は「A」、楡《にれ》の木は「U」などと、それぞれの学術名の頭文字で分類されていて、その微妙な違いが臨床適用の指標とされることもあります。例えば、乳ガンには「M」タイプ、消化器系のガンや前立腺ガンには「Q」タイプが効力を発揮する、といった具合です。

用法は、免疫刺激作用を発現させるときは少量を皮下注射で、細胞毒性作用を働かせるためには、静脈注射または点滴で高投与量という方法が一般的です。
最初は週に2～3回の皮下注射から始めて、徐々に慣らしていき、その後静脈の点滴に移行し、反応を見ながら投与量を増やしていきます。

臨床試験では、ヤドリギを投与された患者の寿命が延びていること、そしてQOL（Quality Of Life：生活の質）の向上が報告されています。また、血漿中のベータ・エンドルフィン（β-Endorphine）の分泌を促すことから、ガン性疼痛が軽減されたり、気分がよくなったりといった効果も出ています。

さらに、数カ月の投与で腫瘍が完全に消えた、という実績も出ています。しかし今のところは、抗ガン剤による化学療法や放射線療法の副作用を軽減するという、どちらかといえば控えめな効果の報告の方が多いようです。

ヤドリギ療法は、ヨーロッパ、特にドイツとスイスで行われている治療法で、アメリカのＦＤＡではまだ認可されていません。日本では、ガンの治療法としては、まだ無名に等しいと言ってよいでしょう。

アメリカの女優スーザン・ソマーズ（Suzanne Somers）は、２００１年に乳ガンと診断され、乳房腫瘍の除去手術や放射線療法を試みましたが、その後、このヤドリギ療法を受けています。そのことをアメリカの有名なトーク番組ＣＮＮ『ラリー・キング・ライブ』で語ったことから、ヤドリギのガンに対する効能がアメリカでも多少知れ渡るところとなりました。

今後の研究が期待されるところです。

ゲルソン療法――コーヒー浣腸

ガンの代替治療において、ドイツの医学博士、マックス・ゲルソン（Max Gerson）をご存知の方は多いはずです。

彼の開発した「ゲルソン療法」は、基本的に塩分摂取をゼロにした特別な食餌療法が中心で、代謝に重きを置いています。その治癒実績は、50％といいますから驚きです。

ゲルソン療法で実践している詳細に関しましては、星野仁彦著『ガンと闘う医師のゲルソン療法』（マキノ出版）他、日本でもいくつか書籍が出ておりますので、それらをご参照いただくとして、ここではその特徴を、ごく簡単にまとめてご紹介しておきます。

●無塩食
●コーヒー浣《かん》腸
●できるだけ多くの種類の野菜ジュースを大量に飲む（人参、青汁ジュースなど。1日2～3リットルのジュースを数回に分けて飲む）
●油脂類と動物性タンパク質の制限（亜麻仁《あまに》油、エゴマ油などのオメガ-3脂肪酸とオ

リーブ油などの単価不飽和脂肪酸は摂取可）
●アルコール、カフェイン、たばこ、精製された砂糖（Refined Sugar：白砂糖）、食品添加物などの禁止
●イモ類、精白していない穀類、豆類、農薬や化学肥料を使っていない新鮮な野菜や果物、ナッツ類、海藻を中心とした食事
●その他、必要に応じてヨード（Iodine）、カリウム（Potassium）などのサプリを摂取

これらの食餌療法は、当然副作用もなく、代謝を活性化させ、健康を取り戻すのにとてもよい手段です。この食餌療法を数カ月続けただけで、腫瘍が消えてしまったという報告は多数あります。

この中で、本書で特に取り上げたいのは「コーヒー浣腸」によるガン性疼痛の緩和とデトックス効果です。

いくらガンに効果があるとされるビタミンCやアミグダリン、714X、イスカドールなどを投与する代替治療を行うとしましても、まず一番に行っておいた方がよいのは、「毒

素の排出（デトックス）」です。

「入れること」よりも、まず「出すこと」の方が大切なのです。

「第6章　自分でも簡単にできる免疫力アップの健康法」の「呼吸法」の項でも解説していますが、呼吸をするときには、まずは毒素となる二酸化炭素を呼気で吐ききってしまわなければなりません。そうしませんと、酸素の燃焼が効率よく行われないのです。それと同じで、まずはデトックスです。

コーヒー浣腸は、コーヒーに含まれるカフェインやテオフィリンなどの有機酸により、胆管が広がって、血液中の毒素や老廃物を胆汁と一緒に排出しやすくします。

さらに、血液は3分に1回全身を循環しますから、腸内にコーヒーを15分ためておく間に、血液の透析効果が高まるわけです。これは、コーヒーを口から飲んだのでは出ない効果です。

医療機関でも行っているところがありますが、注意点をよく守れば自宅でもできます。

★コーヒー浣腸を行う際の注意点と手順

①腸内に便やガスが残っている場合は、先に普通の浣腸を使用し、出しておきます。
②インスタントコーヒーは使用できません。挽《ひ》いたコーヒー豆（なるべく有機栽培されたもの）大さじ４杯を約１リットルの蒸留水（または浄水）に入れ、沸騰したら弱火にし、10～15分ほど煮続けます。アルミのなべは使用しないでください。
③漂白されていないフィルターで、コーヒーの粉を濾《ろ》過し、体温になるまで冷まします。
④コーヒーを浣腸用の入れ物に移し、身体よりある程度上の高さに固定します。そこからチューブと注入器を取り付け、空気が抜けるように先までコーヒー液を流し、クリップでチューブを止めます。
⑤必要に応じて植物油などを注入器の先につけ、すべりをよくし、肛門から直腸内に３～５センチほど挿入します。
⑥クリップを徐々に開けて、少しずつコーヒーを注入していきます。途中でもよおした場合は、我慢せずにトイレで排出して、注入を中止してください。
⑦コーヒーを全て注入し終わったら、チューブを抜き、体の左側を下にして５分間横になり、次に仰向けで５分間、そして右を下にして５分間、合計15分間腸内でコー

ヒーを保持してから、トイレに行って排出します。

日本でも、コーヒー浣腸用のキットが販売されておりますので、ご自分でされる場合は、それらを使用されるとよいでしょう。

ゲルソン博士は、ガン患者に対しては、コーヒー浣腸を4時間おき、1日3〜5回が目安としています。

ロイヤル・ライフ　周波数治療器

検体を生きたまま観察できる、電子顕微鏡に匹敵する高倍率の光学顕微鏡を発明したのは、前述のガストン・ネサン氏だけではありませんでした。

アメリカのロイヤル・レイモンド・ライフ（Royal Raymond Rife）博士は、1933年に約6千個のパーツを使って、何と6万倍という驚愕の高倍率光学顕微鏡を発明し、ウイルスを生きたままで観察することに成功しました。

そして彼は、ウイルスが特定の周波数に反応することを発見したのです。

第7章　効果の高い代替治療

ワイングラスが特定の音波で割れてしまうように、その共振レベルを高めますと、共鳴現象によりウイルスが崩壊することが分かりました。

その後、研究チームが結成され、末期ガン患者を対象に行った臨床実験では、ライフ氏の技術により、4カ月後には86.5％が完治したと報告されました。さらに残りの13.5％もその4週間後には完治したといい、結果的に治癒率100％という信じられないような結果を収めました。

ロイヤル・レイモンド・ライフ博士

しかし、それからというもの、協力していた医師らが手のひらを返すように、ライフ博士を迫害し始めました。

まずは、モーリス・フィッシュベイン (Morris Fishbein) という、当時AMA (American Medical Association：米国医師会) の全株式を保有していた人が、ライフ博士の治療法を買い取ろうと迫りました。彼は、後述のハリー・ホキシーのハーブ調合薬をつぶそうとした人でもあります。

ライフ博士がそれを断りますと、今度は彼の研究書類や写真、顕微鏡の部品などが盗まれ、ついには彼の研究所が放火されるという事態に陥りました。その他にも、ライフ博士の研究内容を知る医師の口封じや、医学雑誌への掲載禁止など、ありとあらゆる手段が用いられ、ついに彼の研究成果は、葬り去られてしまったのです。


しかしながら現在では、わずかに残った良心的な医師や技術者によって、ライフ博士の治療器具が再現されています。現在市販されているライフ・マシーン（Rife Machine）と呼ばれる機器は、ライフ博士の研究を元に、各メーカーが自己流に解釈して制作したもので、ライフ博士が発明したものと同等の効果が得られるかどうかは分かりませんが、ガン治療に効果を上げているというデータも出ています。中にはまったく効果がないのに、ライフ博士の名前をうたっているものもあるので、もし購入される場合は注意が必要です。

周波数に関しましては、ライフ博士の研究に基づいて、これまでに人体との関係においてさらに研究が重ねられてきました。そして、その成果である、特定の病気と周波数の対応リストが完成しており、今なお新たな周波数が発見されるたびに更新されています。

このリストは、ＣＡＦＬ（Consolidated Annotated Frequency List……統合周波数対応表）と呼ばれ、病名ごとに対応した周波数が公開されています。

数ある周波数の中で、以下にガンに関する対応表のみを抜粋します。

（出典：electroherbalism.com）単位：ヘルツ（Hz）

・ガン（一般）
11780000, 10000, 11780, 21275, 17034, 11430, 10025, 6766, 6064, 5000, 3713, 3176, 3040, 2950, 2876, 2790, 2720, 2452, 2189, 2182, 2128, 2127, 2084, 2048, 2008, 1604, 1552, 1489, 880, 854, 800, 784, 776, 766, 728, 690, 683, 676, 666, 524, 464, 333, 120, 20

・腺ガン（Adenocarcinoma）
47, 2182, 2219, 832, 2084, 2127, 2160, 2452, 2876

・腺腫（Adenoma）
433

・星細胞腫（脳と中枢神経にできる腫瘍の一種：Astrocytoma）
857, 9.19, 8.25, 7.69, 2170, 543, 641, 2127, 880, 690, 666

・膀胱ガン／膀胱移行細胞ガン（Transitional Bladder Carcinoma）
642, 771, 360, 726, 724

・乳ガン（Breast Cancer）
3072, 2950, 2876, 2191, 2189, 2187, 2184, 2182, 2152, 2128, 2127, 2120, 2116, 2112, 2104, 2100, 2008, 1550, 866, 802, 732, 676, 666, 166, 120

・乳ガン1
3672, 2008, 2063, 2103, 2128, 2146, 2133, 2162, 2173, 2180, 2189, 2208, 2263, 2289, 2333, 1865, 444, 125, 95, 72, 48

・乳ガン2
656, 127, 1582, 478, 982, 2134, 2120, 9000, 9999, 304

・乳ガン3
2128（56分間）, 33, 1131

・乳ガン（補助的）
422, 942, 4412, 1862, 808, 1552, 728, 2720, 1234, 690, 2160, 2136, 477, 28, 317, 96, 3176, 3040, 2145, 2048, 1830, 2112

・ウイルス性ガン（Virus Carcinoma）
11780000, 17033662, 1604368, 21275, 17034, 46015.6, 23007.8, 11503.9, 10025, 3713, 2876, 2790, 2128, 2008, 1604

・ウイルス性ガン2

21275, 20080, 17220, 1604000, 11780000, 5318.8, 8610, 8020, 5278.3, 1675, 5020, 2128, 2127.5, 2127, 2663, 334, 2655, 5388.5, 2385, 6687.3, 3324, 8836.9, 2521, 7356, 2787.5, 5575, 8368.2, 1566.4, 2008, 5013, 5013.5, 10025, 10026, 10027, 7037.5, 263.11

・ウイルス性ガン（その他の周波数）
11430000, 20080, 17034, 11780, 11430, 3524, 2128, 2008

・皮膚ガン／基底細胞ガン（Basal Cell Skin Carcinoma）
2116（30分間),（他は5分間ずつ）760, 2128, 2280, 2876

・皮膚ガン／基底細胞ガン1
11546700, 11546730, 11546750, 11546760, 11546870, 11546900

・肺ガン／気管支ガン（Bronchial Carcinoma）
462, 776, 852, 1582, 2104, 2144, 2184, 3672

・結腸ガン（Colon Carcinoma）
656

・ガン（全般）
2128, 1820

・喉頭ガン（Larynx Carcinoma）
327, 524, 731, 1133

・肝臓ガン1（Liver Carcinoma）
393, 479, 520, 734, 3130

・肝ガン（発酵性）（Liver Carcinoma – Fermentative）
214

・ガン（クレーン氏のオリジナル周波数）
21275, 2127.5

・ガン（スキャン用）
728, 690, 2008, 2104, 2112, 2120, 2128, 2136, 2144, 2152, 2160, 2168, 2176, 2184, 2192, 2200, 2217, 5000, 9999, 304

・子宮ガン（Uterine Carcinoma）
127

・分生子頭細胞ガン（Cells Conidium Head Cancer）
728

・神経膠腫（Glioma）
853

・繊維肉腫（Fibrosarcoma）
1744

・繊維腫（補助的）
1340
・胃腺ガン（Gastric Adenocarcinoma）
676
・ガン（全般）1
10000, 5000, 3176, 2720, 2489, 2189, 2184, 2128, 2084, 2050, 2008, 880, 854, 800, 784, 728, 666, 524, 464, 333, 304, 120
・ガン（全般）2
10000, 3176, 3040, 2720, 2489, 2182, 2127, 2048, 2008, 1862, 1552, 880, 802, 786, 727, 665, 664, 465, 304, 125, 96, 72, 64, 20
・ガン（全般）3
10000, 3176, 2950, 2180, 2128, 2049, 2008, 1865, 1488, 943, 886, 866, 776, 732, 728, 690, 676, 650, 523, 442, 414, 304, 240, 128
・膠芽腫（Glioblastoma）
720, 2008, 2128, 2180, 2182, 728, 832, 800, 664, 20, 855, 543, 641, 857
・膠芽腫（トレマー）
463, 466, 470
・神経膠腫（Gliomas）
543, 641, 857
・ガン（ハーモニック・シリーズ）
66.5, 133, 199.5, 266, 332.5, 399, 465.5, 532, 598.5, 665
・リンパ腫／ホジキン病（悪性リンパ腫の一種：Hodgkins Desease）
552, 1522
・リンパ腫／ホジキン病（その他の周波数）
1552, 552, 5318.8, 8610, 8020, 5278.3, 1675, 5020, 2127, 2663, 334, 2655, 5388.5, 2385, 6687.3, 3324, 8836.9, 2521, 7356, 2787.5, 5575, 8368.2, 1566.4, 2008, 5013, 5013.5, 10025, 10026, 10027, 7037.5, 263.11
・カポジ肉腫（ヘルペスウイルス8型：Kaposi's Sarcoma）
249, 418, 647
・白血病（Leukemia）
2127, 2008, 880, 787, 727, 690, 666, 2217
・猫白血病ウイルス感染症（Feline Leukemia）

258, 332, 414, 424, 535, 536, 544, 830, 901, 918, 997, 741, 743, 1071.5
- 有毛細胞性白血病（Hairy Cell Leukemia）
  122, 622, 932, 5122, 488, 781
- リンパ性白血病（Lymphatic Leukemia）
  478, 833
- 骨髄性白血病（Myeloid Leukemia）
  422, 822
- T細胞白血病（T-cell Leukemia）
  222, 262, 822, 3042, 3734
- 白血病（その他の周波数）
  2127, 2008, 880, 822, 787, 727, 690, 666, 590, 10000, 2008, 1850, 450, 440, 422, 428, 2030, 2030, 2030, 465, 15, 14, 6.8
- リンパ肉腫（Lymphosarcoma）
  482
- ガン予防
  120, 250, 428, 465, 600, 626, 650, 661, 664, 667, 690, 728, 776, 784, 800, 802, 832, 880, 1489, 1550, 1600, 1865, 2000, 2012, 2100, 2170, 2490, 2730
- 黒色腫（Melanoma）1
  10000, 2217, 2128, 2127, 2050, 2008, 1050, 1000, 880, 787, 728, 666, 495, 465, 450, 125, 100, 95, 80, 60, 45, 20, 10, 7.5
- 黒色腫2
  2217, 2128, 2050, 2008, 1552, 1102, 1050, 1000, 979, 907, 880, 802, 787, 728, 666, 495, 466, 465, 450, 125, 110, 100, 95, 80, 60, 45, 20, 10, 7.5
- 黒色腫（転移型）
  979
- 多発性骨髄腫（Multiple Myeloma）
  21275, 11780, 5122, 4750, 4213, 2950, 2145, 2128, 2107, 2008, 1488, 822, 781, 647, 526, 475, 422, 418, 263, 249
- 菌状息肉症（Mycosis Fungoides）
  852
- 神経芽細胞腫（Newroblastoma：試験的）
  7027, 6148, 5270, 4392, 3513, 2635, 1757, 878

・非ホジキンリンパ腫（Non Hodgkins Lymphoma）1
574, 588, 666, 778, 1078, 1120, 1340, 1744, 3524, 3713
・非ホジキンリンパ腫2
2008, 2004, 2012, 2116, 2128, 3672, 7760
・2008Hzと2128Hzでガンが消滅しない場合
2180, 2182, 2184
・癌性疼痛
3000, 95, 2127, 2008, 727, 690, 666
・膵臓ガン（Pancreatic Cancer）
47, 2182, 2219, 832, 2084, 2127, 2160, 2452, 2876
・形質細胞腫（Plasmacytoma）
475
・前立腺ガン（Prostate Cancer）
20, 60, 72, 95, 125, 666, 727, 787, 790, 766, 800, 920, 1998, 1875, 442, 2008, 2127, 2128, 2217, 2720, 2050, 2250, 5000, 2130, 2120, 690, 304
・前立腺ガン1（デトックスの後6分間ずつ）
2128, 2125, 2131, 2140, 2145, 666, 3672
・前立腺ガン（ヴェガ氏の周波数）
854, 1840, 2145, 2288
・横紋筋肉腫（Rhabdomyosarcoma）1
2000, 2005, 2008, 2016, 2048, 2084, 2093, 6024, 2100, 2128, 2127, 2184, 2217, 6384, 728, 784, 880, 464
・胎児性横紋筋肉腫（Embryonal Rhabdomyosarcoma）
6384, 6024, 2586, 2217, 2184, 2128, 2127, 2100, 2093, 2084, 2060, 2048, 2040, 2032, 2016, 2008, 2005, 2000, 880, 784, 728, 464
・胎児性横紋筋肉腫（その他の周波数）
2586, 5476, 4445
・肉腫（全般）
1755, 3524, 2007.5, 2005, 2015.9, 2083.8, 728, 880, 802, 785
・胃ガン（Stomach Cancer）／ピロリ菌（Helicobacter Pylori）
2950, 2819, 2779, 2167, 880, 728, 705, 695, 676（10分間）, 352, 347, 0.2, 0.4, 0.6, 0.8

ちなみに、ライフ博士の研究成果をもとに、日本でも研究を続けた松浦優之博士のAWG（Arbitrary Waveform Generator）も、同様の優れた効果をあげましたが、医師法違反と薬事法違反の容疑をかけられ、ライフ博士と同じような弾圧の憂き目に遭っています。

温熱療法（ハイパーサーミア）

「ガン細胞が熱に弱い」ことは、別章で説明されているとおりです。

42℃以上になりますと、ガン細胞は消滅していきます。

正常細胞は、温度が上昇しますと、血管を拡張して血流を増やすため、43℃程度の温度までは耐えることができます。ところが、腫瘍箇所は血流が少ないため、温度調整をすることができません。そのため、ガン細胞は高温に弱いというわけです。

この性質を利用して、わざと患者の身体に菌を入れて高熱を発生させ、その熱で免疫細胞を活性化させ、同時にガン細胞を消滅させるという療法もあるくらいです。ウィリアム・コーリー博士のコーリー・ワクチン（Coley's Toxin）はその一例です。

温熱療法（ハイパーサーミア：Hyperthermia）で、外部から熱を身体の深部まで到達させるには、遠赤外線のような波長の長い光を照射するのが理想的と思われます。

しかしながら、現在普及している温熱療法は、ラジオ波（ＲＦ）による加熱方式で、13センチが限界のようです。興味深いことに、アメリカでは局所的な加温が主流で、全体を温める温熱療法は、技術的にも日本がリードしていると言ってよいでしょう。

加温が難しい脳に出来た腫瘍などには、明治大学理工学部の加藤和夫教授が開発した、リエントラント型空洞共振器がありますが、実用化にはもう少し時間がかかりそうです。

温熱療法は、42～43℃の温度で、１回に30～60分間受けるのが一般的です。

ガン細胞を消滅させるほかに、臓器の温度が上がり免疫力が高まりますので、その他の疾病にも効果があります。用法を守っていれば、副作用もありません。日本で温熱療法を受けられる病院やクリニックがありますので、他の療法と併せて検討されることをおすすめします。

第8章　ガンに効果があるサプリメント

※この章であげるサプリメントは、全て免疫力を高めるものばかりで、摂取しても害になることはありませんが、体質によって、また原因によって、すぐに効果が実感できるものと、効果があまり感じられないものがあります。
また、人によってはアレルギー反応を起こすものもありますので、代替治療の専門家に相談された上で、かつご自身の身体の反応を見ながらご使用ください。

なお、各サプリメントの入手方法は、Q＆A（215ページ）を参照ください。

エラグ酸

ラズベリーやクランベリー、ブルーベリー、ブラックベリーやイチゴなど、ベリー類は、単にビタミンCの宝庫というだけではありません。

日本語名「エラグ酸」（Ellagic Acid）は、ベリー類、ザクロ、ブドウ、クルミなどに含まれる天然フェノール系の抗酸化物質です。

正確には、エラギタンニン（Ellagitannin）というタンニンが、体内でエラグ酸に変換されます。

特にレッド・ラズベリーから抽出したエラグ酸は、強い抗ガン作用を持っていることが、数々の実験で証明されています。その効果は、アメリカの食品医薬品局（ＦＤＡ）が、「ガンに対して偽の効果をうたっている」と警戒するほどですから、よほど優れたものであることが想像できるでしょう。

エラグ酸は、肝臓内の毒素を浄化し、ガン細胞をアポトーシス（自己崩壊）へと誘導します。そして、ガンを予防するだけでなく、肺などに出来てしまった腫瘍も小さくなったという実験結果も出ています。また、子宮や前立腺の腫瘍の発症が抑えられた可能性のあるデータもあがっています。

さらに、ガンに効果があるだけではなく、エラグ酸は天然のアスピリンであるサリチル酸（Salicylate）を含むため、心臓病や脳血栓などにも効果があるとされています。また、胎児の出生異常を予防してくれる他、その抗菌作用により、ピロリ菌を排除する効果もあるようです。

エシアック

１９２２年、ルネー・ケス（Renée Caisse）というカナダの看護師が、ネイティブ・アメリカンにハーブの調合を教わって、乳ガンが治ったという患者から、その調合を授かりました。

以来、彼女は改良を重ね、多くのガン患者をそのハーブ調合剤で救ってきました。

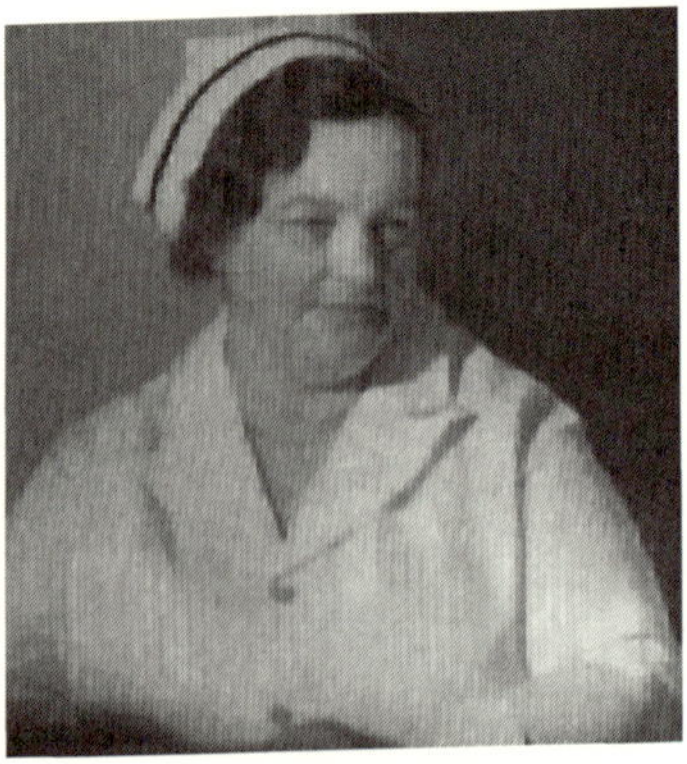
ルネー・ケス

エシアック（Essiac）というこのトニックの名前の由来は、彼女の名字（ファミリーネーム）を逆さまにスペルしたものです。

その効力を耳にした医学業界は、こぞってエシアックをつぶしにかかりました。

そして彼女のクリニックは、5万5千人もの支援者が署名運動を展開したにもかかわらず、1942年に3票差で営業活動の停止が言い渡されました。

ハーブを買いそろえて自分で調合すれば、1日数百円程度で出来てしまう副作用なしの天然抗ガン剤が、骨髄移植に1500万円かかる時代に、あっては困る人たちはいるのです。

その後も彼女は、個人的にこのハーブ薬を使って、合計50年間、生涯をかけてガン治療を続けました。

エシアックは、解毒作用があり、免疫力を向上させる働きがあるとされています。

その主原料と調合は、公表はされていませんが、次のように口伝されています。

●ゴボウ（Burdock Root）：細かく刻まれた根　６と2分の1カップ（約６８０グラム）
●スイバ（Sheep Sorrel）：粉状　1ポンド（約４５４グラム）
●スリッパリー・エルム（Slippery Elm Bark）：粉状樹皮　４分の1ポンド（約１１３グラム）
●ルバーブ（Turkish Rhubarb Root：大黄）：粉状根　1オンス（約28グラム）

別の言い伝えでは、分量が違いますが、割合は同じです。

〔ゴボウ：１２０グラム　スイバ：80グラム　スリッパリー・エルム：20グラム　ルバーブ：５グラム〕

作り方と注意点は、次のとおりです。

①前述の調合ハーブ1に対して32の割合の水に入れ、10分間煎じます（アルミのなべは不可）。

②フタをして一晩温かい所に放置します。

③翌朝、いったん湯気が立つまで熱してから火を止めます。

④少し冷めたら、それを濾して（あまり目が細か過ぎないものを使用）、煮沸消毒した容器に移します。

⑤開封後は、冷蔵庫で保管してください。カビが表面に浮いたり、酸っぱいような味がしたら、飲まずに捨ててください。

これは、エシアック・ティー（Essiac Tea）と呼ばれる液体のものですが、材料の入手が困難な日本では、製品化された液体およびカプセルがインターネットで入手できます。

ホキシー・フォーミュラ

このハーブ調合薬を広めたハリー・ホキシー（Harry Hoxsey）氏は、医術を一度も勉強したこともない、炭鉱夫と保険の営業マンをしていた人でした。

　1840年ごろ、彼の曽祖父は、アメリカのイリノイ州で、牧場を経営していました。あるとき、彼は、足に腫瘍を患った馬が、いつもとは違う草を食べていることに気がつきました。そして、まもなくその馬の腫瘍が消えて治ってしまっているのを見て、馬がその時食べていた草に薬効があることを知ったのです。
　彼はそれらの草を調合して、他の動物にも与え、ガンや腫瘍を治しました。

　彼の孫、つまりハリーの父親は、その薬草の調合を引き継いで、獣医として活躍していました。彼はあるとき、動物を治せるものならば、もしかすると人間のガンも治せるのではないかと考え、初めて人間にこの調合ハーブを処方して、よい結果を収めました。

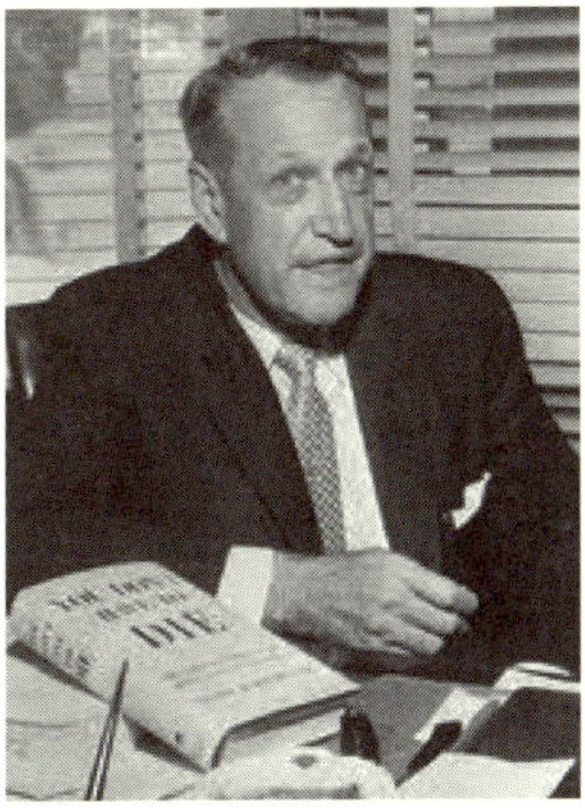
ハリー・ホキシー氏

　その後、ハリーがその調合を引き継ぎ、イリノイに小さなクリニックを開業しました。
　動物のガンであればともかく、人間のガンに効果があることが分かりますと、例によって医学業界からの圧力がかかります。

彼は、「世紀のインチキ医者」とレッテルを貼られましたが、何千というガン患者たちは、このハーブ薬のお陰で助かったと証言しました。

その後ハリーは、テキサス州に移って業務を拡張しましたが、アメリカ医師会（ＡＭＡ：American Medical Association）の妨害に苦しめられます。そのうちＡＭＡの一員（モーリス・フィッシュベイン）が、彼のハーブ調合を買収しようとしますが、断られると、今度は彼のクリニックをつぶしにかかりました。

しかし、ハリーは彼を裁判で逆に訴え、勝利を収めました。

ところが、次にＡＭＡはアメリカ食品医薬品局（ＦＤＡ：Food & Drug Administration）を使って、圧力をかけてきました。

そのときハリーは、当時の自分のクリニックの看護婦長に調合を授け、万が一のときのために備え、望みを託しました。その看護婦長は、後にメキシコのティワナに赴いて、クリニックを開き、現在に至っています。

1950年代になっても、彼は数々の訴訟に巻き込まれましたが、ことごとく勝利し、彼のクリニックは成功を収めたかのように見えていました。しかし1967年に、彼は手術を受けることになり、それが不成功に終わったとされ、謎に包まれた死を遂げています。

ホキシー・フォーミュラ（Hoxsey's Formula）には、外用薬もありますが、ここではブラウン・トニック（Brown Tonic）と呼ばれる内用薬を紹介します。抗酸化作用があり、代謝力を高め、体液を浄化してくれるとされています。

オリジナルの主原料と調合は、未公開となっていますが、かなり近いものに再現されているはずです。便通をよくするハーブがいくつか入っていますので、緩みすぎる場合は控えてください。

●カンゾウ（Licorice：甘草）：12グラム
●ムラサキツメクサ（Red Clover）：12グラム
●ゴボウ（Burdock Root）：6グラム

●クイーンズ・デライト（Stillingia Root）：6グラム
●メギ（Barberry）：6グラム
●ヨウシュヤマゴボウ（Pokeroot）：6グラム
●カスカラ（Cascara）：3グラム
●セイヨウイソノキ（Alder Buckthorn Bark）：3グラム
●アメリカサンショウ（Prickly-Ash Bark）：3グラム

作り方は、次のとおりです。
①全て乾燥したこれらの粉末をまぜ、水750ccで10分～15分煎じます。
②それを冷ましてから濾して、ガラス瓶に入れて冷蔵庫で保存します。
③大さじ2～4のこの煎じ液を、約80ccの水に入れて、適量のヨウ素ヨウ化カリウム溶液（Potassium Iodine Solution）を加えて、1日4回食後に飲用します。

ヨウ素ヨウ化カリウム溶液は、ガンの性質により量が異なるとされており、用法には注意が必要です。

d-リモネン

ガンに直接効果があるかどうかは別として、このd-リモネン（D-LIMONENE）は、シトラス（レモンやオレンジなどの柑橘類《かんきつ》）の皮の油分から抽出した成分で、胸やけや消化不良に効果があることが知られています。

ところがこれには、免疫力を高め、優れた浄化力があることが分かってきました。

中国では、陳皮（チンピ）という漢方薬が昔から親しまれていますが、d-リモネンはその中に含まれています。

d-リモネンは、肝臓内の酵素の働きを助け、解毒作用を促進させます。また、DNAの合成と細胞の生成にも関わることから、乳房や消化器官、肺、前立腺、結腸、すい臓の組織を健全にする働きがあることが分かっています。さらに、d-リモネンは、コレステロールを溶かす働きがあり、胆石を除去する作用もあることが報告されています。

ただ、現段階での臨床実験では、1日8グラムを点滴で投与しても、腫瘍が小さくなった人と、変わらなかった人がいて、まだまだ確かな効果を実証するには至っていないようです。

インターネットでは、錠剤やカプセル入りのサプリメントも入手可能です。

ｄ－リモネンは、洗浄効果にも優れ、有機分解できるクリーニング液としても販売されています。

DMSO

ＤＭＳＯとは、聞きなれない名前ですが、DiMethyl SulfOxide（ジメチルスルホキシド）の主要部分の頭文字をとったものです。いかにも化学合成した毒薬のような名前ですが、木を削ったあとに出る「おがくず」などから抽出する天然由来の成分で、リグニン（Lignin）と呼ばれる木質素です。

溶解剤（Solvent）として使用されていますが、毒性は低く、人体に使用しても害はほとんどないとされています。飲用も可能なのですが、皮膚からの吸収効率が驚異的に高いため、皮膚に塗布することで、内部組織や内臓器官まで奥深く浸透します。

ＤＭＳＯの優れた点は、「**痛みに即効性**」があり、炎症を緩和するということです。ガン性疼痛で苦しんでいる方には、朗報でしょう。一夜にしてガンの痛みが取れたという報告も出ているほどです。

さらに、痛みをとるだけでなく、根本原因にも働きかけるため、ガンそのものの治療にも使われます。

ただし、ＤＭＳＯは他の物質の吸収も促進してしまうため、皮膚に塗布する際には注意が必要です。絶対に、毒性のある化学物質や薬品などと一緒に塗布してはいけません。塗布した箇所は、人工的につくられた物質や、人体に害のあるものに触れさせないように注意しましょう。例えば、ＤＭＳＯを塗った後に、塩素入りのプールやお風呂に入らないようにする、合成の界面活性剤が使われているせっけんを使う場合は、水でＤＭＳＯを洗い流してからにする、などです。

また、本書で紹介している高濃度ビタミンＣ、アミグダリン、ヤドリギなど各種点滴療法との併用は、一度に大量のガン化した細胞を崩壊させ、それらの残骸を排除しきれなくなってかえって症状を悪化する危険性もあるため、避けるべきとされています。

逆に、その驚異的な吸収率を利用して、人体にとって有益なものと一緒に塗ることで、皮膚から安全に人体に吸収させることもできるということになります。例えば、インドなどで胃薬として使われているクミン（Cumin）をＤＭＳＯと一緒に皮膚に塗って、その効果を高めたという報告も上がっています。

しかし、ＤＭＳＯ自体がガン性疼痛や炎症の緩和、そしてガン化した細胞毒素の排出に効果があるため、そのまま塗布するのが一番よいでしょう。下手に前例のない成分と一緒に塗布して、相性が合わなかったため、症状が悪化したなどということがないように注意が必要です。それほど、身体の深部まで吸収されてしまうということを覚えておきましょう。

以上のことから、ＤＭＳＯはガン性疼痛がひどいときに、他の代替療法を中止して、単独で使用するという用法が最良と思われます。

しばらく塗り続けていると、口の中にＤＭＳＯ独特の臭いがしてきます。あまりよい香りとはいえず不快感を感じるかもしれませんが、これはＤＭＳＯが内臓の奥深くまで浸透した証拠ともいえます。もしも、純度が高過ぎて、皮膚炎を起こすようなことがありましたら、蒸留水で適度に希釈してご使用ください。ガイドラインとしては、70％純度のものが目安で、１日2グラム程度、首や顔には50％純度が適当とされています。

ちなみに、ＦＤＡ（アメリカ食品医薬局）は、間質性膀胱炎と動物用に限って使用を許可しています。動物への投与において、白内障を引き起こした事例が出たことがあり、Ｄ

ＭＳＯの安全性に嫌疑をかけようと、ただちにＦＤＡが飛びつきましたが、これは犬とネズミに限った弊害で、人体への害は報告されていません。

プロポリス

働きバチが集めてくるのが、花粉と蜜。その蜜を集めたものがハチミツ（Honey）です。働きバチが花粉と蜜を食べ、唾液腺で合成されて、頭部から分泌される乳白色の液体がロイヤルゼリー（Royal Jelly）です。これは、女王バチのみが食します。

これらに対し、プロポリス（Propolis）は、ウイルスや外敵から守るための巣の内壁を作るために、働きバチが木の樹液と唾液の酵素をまぜて作る、とても希少なものです。その殺菌効果から天然の抗生物質とも言われ、主成分であるフラボノイドにより、抗酸化、抗炎症、抗アレルギー作用があるほか、免疫細胞を強化する効果があります。

現在、プロポリスから発見され、抗ガン作用があるとされる七つの物質のうち、その働きがある程度まで解明されているのは次の四つです。

●ケルセチン（Quercetin：フラボノイドの一種）

●カフェイン酸フェネチルエステル（CAPE：Caffeic Acid Phenethil Ester）
●クレロダン系ジテルペン（Clerodane Diterpenoid）
●アルテピリンC（Artepillin C：桂皮酸誘導体）

これらの物質に見られる特徴は、ガン細胞に対して選択的に働くということです。

ガンの三大治療をはじめとする現代医学の教育を受けたお医者様の中にも、プロポリスを研究し、推奨している方々がいらっしゃいます。

ミツバチの種類と集めてくる木の樹液によって薬効が異なり、ガンに効果ありとされるのは、ブラジル産のものが多いようです。しかし、ガンに効果ありなどとうたって、実際には純度の低いものを高額に売りつける商法も行われているようですので、購入の際には注意が必要です。

ゼオライト（沸石）――放射線の害に効果

ガンの放射線治療、そして検査薬に用いられるストロンチウム90やセシウム１３７といった放射性同位元素、エックス線やＣＴスキャンなどの放射線を使用する検査、そしてそれらがもたらす免疫低下、他の健康な細胞への影響、さらにその新たな発ガン作用のリスクについては、別章で説明しているとおりです。

しかし、すでに放射線治療を受けてしまっている方、何度も病院で検査を受けられている方は、どうしたらよいのでしょうか。

実は、それらを緩和するものはあるのです。

チェルノブイリの原発事故でもその効果をうたわれ、放射線や放射能汚染の毒害、さらに水銀やカドミウムなどの重金属を除去してくれるものが存在します。

それは、沸石《ふっせき》（ゼオライト：Zeolite）という、火山が爆発したときに、マグマと共に地中深くから飛び出してくる「噴火石」（Volcanic Rock）です。溶岩石（Lava Rock）とは異なります。

ゼオライトは、電気的にとても電荷が高く、放射能や重金属を吸着する作用があるのです。他にも同様の効果のある鉱石は存在しますが、沸石が最も入手しやすいでしょう。

２０１１年3月11日に起きた東北大地震による福島原発事故の対応策でも、東京電力がこのゼオライトを水中に設置し、放射性物質の吸着に成功しています。

体内に取り込まれた放射性物質や、体内に蓄積された重金属を除去するために、ゼオライト粉末を体内に入れてもよい状態にした抽出液、もしくはカプセルが市販されています。また、洗浄・煮沸消毒したゼオライトを水に入れて、その上澄み液を飲用しても有効です。

その他のサプリメント

それほどの即効性は望めませんが、ガンに効果があるとされるサプリメントは、たくさんあります。あげれば切りがありませんが、その中で化学合成に由来しない、自然のものから抽出したサプリメントのいくつかをリストアップします。

●カジメ（Ecklonia Cava）：　昆布の仲間。地上で最も抗酸化作用（Anti-Oxidant）の強い緑茶のカテキンは、電子をすくいとる六角形の分子構造を四つ持っているが、カジメには八つ。特にガンに、というわけではないが、まさに抗酸化食品の王者

●フコイダン（Fucoidan）：　海藻類、主にモズクから抽出
●アヴェマー（Avemar）：　小麦の胚芽（Wheat Germ）を発酵させた抽出物
●グラヴィオーラ（Glaviola）：　熱帯の果物グイアバーノ（Soursop）から抽出。パウパウ（Paw Paw）の仲間。南米産のものを推奨

第9章　癒やしとは

心と体の密接な関係

「癒やし」と言えば、ほとんどの人が「肉体を癒やすこと」を思い浮かべるのではないでしょうか。もちろん、物質世界に生きている以上、肉体を無視することはできません。しかし、肉体が病気になる理由は、実は見えない心の世界に根ざしていることが多いのです。

暴飲暴食といった物理的な要因で病気になることももちろんあります。しかし、その行為ですら、なぜそれほど必要以上に食べたり、飲んだりするのかという、そもそもの原因を追究していきますと、抑えていた感情やストレスを発散させたかったり、何かで癒やされるものを求めていた自分に気付いたりするわけです。

人に認めてもらえない憤り、持っているものを失ってしまうことへの恐れ、金銭的な悩み、うまくいかない人間関係、などなど。そうした不安や不満、恐怖感、精神的なストレスを抱えていますと、体内で活性酸素が発生しやすくなると言われています。

前述のレナード・コールドウェル医師も、病気の86％は、精神的・感情的ストレスが原因という客観的データがあると述べています。

逆に、楽しいことをしているとき、何かを達成したときなどには、A10神経と呼ばれる快楽を感じる神経が活性化され、ドーパミンという神経伝達物質が分泌されます。

☆　☆　☆

『免疫革命』（講談社インターナショナル）の著者で、新潟大学の安保徹教授の研究では、自律神経の働きに焦点を当てて説明しています。

心が抵抗を感じたり、プレッシャーが与えられたりしますと、交感神経が刺激されます。これにより、アドレナリンなどの酵素が分泌され、血管収縮・低体温・低酸素・高血糖という状態になって、緊急事態に備えてすぐに動ける臨戦体制をつくってくれます。

しかし、このような無理をした状態がずっと長く続きますと、免疫力や代謝能力の低下を招いてしまいます。

そうならないためには、副交感神経が優位な状態、つまりリラックスした状態の時間をつくること。副交感神経が優位に働きますと、ミトコンドリアが活性になり、リンパ球が増加して免疫力が高まります。

☆　☆　☆

「第1章　ガンはどうして出来るか」で解説している「生命の根源体」（超微小生命体）も、

活性酸素が増えたり、ＬＤＬコレステロールや血糖値上昇の影響などで、身体の状況が悪化してきますと、自らを変容させて対応していきます。

毒素が増えている状況では、マクロファージという形で、酸化したＬＤＬコレステロールなどを取り込んでいきますが、その結果残骸となったものが血管内に付着して、動脈硬化を起こしたりするわけです。取り込んだ毒素によっては、「ガン」や「腫瘍」と呼ばれるものになっていくものもあります。

その働きや対応の仕方は、毒素の性質や体内環境、体質によって千差万別、「生命の根源体」（超微小生命体）が状況に合わせて変容し、物質化させた塊や腫瘍をいくら調べても切りがないことは、すでに別章で説明されているとおりです。

また、意識状態や感情によっても、インスリンの分泌量が変わったり、ありとあらゆる体内酵素の分泌が影響されます。これらは、「生命の根源体」（超微小生命体）と生命体（人間）の意識が連動していて、必要に応じて「生命の根源体」（超微小生命体）がバランスをとろうとしている結果起こる現象と考えられます。

しかし、癒やしによって安心し、リラックスするだけで、「生命の根源体」（超微小生命体）が活性化し、ソマチッド論でいうところの、プロテクション・バリアー内にある健全な形態に戻ることが観察によって分かっています。

実際、ガンを宣告されてから、今までの自分の生き方を反省し、自分がいろいろな方のお陰で生かされてきたことを実感して、毎日感謝するようになり、気が付くとガンは完治していたとか、今まで不平・不満だらけの想念で生きていたことに気付き、ガラッと意識を変えて、他人を喜ばせることで自分も楽しくなる人生を始めてから、腫瘍がすっかり消えてしまったなど、そうした事例は多数報告されているのです。

心からの喜びと癒やし、それがひいては「生命の根源体」（超微小生命体）に活力を蘇らせ、健康をもたらす最大の魔法と言えるでしょう。

癒やしをもたらすリラクセーションの方法

「リラックスする」ということは、それほど難しいことではないように思えますが、意外にも「リラックスできない」という人は多いようです。

「緊張した状態」というのは、身体が何かとっさの対応に備えている状態で、「恐れ」「不安」「心配」「防御」といった感情や態勢に根差していることが多いのです。「緊張した状態」が続きますと、ストレスとなり、不測の事態に備え、血圧は上がり、脈拍も速くなり、身体はいつも戦闘状態ということになります。そして、活性酸素が増える原因をつくるだけでなく、低体温や低酸素状態を招き、「生命の根源体」（超微小生命体）にとっても活動しにくい環境要因となってしまいます。

そういうことで、リラックスできる、リラックスする時間をつくる、ということはとても大事なことでなのです。

そこで、リラックスするための簡単で効果的な方法を紹介します。

①癒やされる音楽を聴く

音は波のように伝わる振動であり、人間の感覚器官にとって、一番分かりやすい波動です。

誰もが癒やされるような、やさしい音楽、いわゆるヒーリング・ミュージックを聴くことは、リラクセーションにとても役立ちます。

②癒やしの光をイメージする

これは、一般に「視覚化」（ビジュアライゼーション）と呼ばれるテクニックです。

全身が癒やしの光に包まれているところをイメージしてください。

もし光をイメージしにくければ、楽しかった光景や美しい風景を思い描きましょう。

そして、健康になった自分は何をしているでしょうか。健康になって、それをすでにしている光景を思い浮かべてみましょう（もっと高度なイメージ法や瞑想テクニックはあるのですが、本書はそれらの解説本ではありませんので、興味のある方は、専門書を参照してください）。

③指撫法《しぶ》

マッサージは、身体のツボを押して、気の流れをよくし、筋肉をほぐしていきますが、「指撫法《しぶ》」とは、指先で患部をゆっくり軽くなでるだけのものです。しかし、その効果はマッサージに優ると言われています。

人間の身体は電気質で、指で軽くなでるだけで、電気の力が起きて、細胞を癒やしていくのです。その電気の力は、皮膚感覚を通して、臓器または内部に届くため、「ただなでるだけ」でもばかにできないものがあります。

行う際は、「指を心臓に向けて動かす」のが効果的です。感覚的には、指が肌に触れるか触れないかという程度のかすかな、なで方が有効です。

これらの方法は、一つ一つ別に行わなくても、全て同時に行うことができます。それにもう一つ、アロマ・セラピー（Aromatic Therapy）を加えてもよいでしょう。ラベンダー、ペパーミント、サンダルウッドなど、自分のそのときの状態に合ったハーブオイルを、キャンドルなどで加熱して漂わせると、さらにリラクセーション効果を上げてくれることでしょう。

また、瞑想ができる方は、「自分でも簡単にできる免疫力アップの健康法」で解説した呼吸法を取り入れますと、さらにデトックスおよびヒーリング効果を高めることができるはずです。

真の癒やしとは

癒やしとは、「喜んでさせていただく愛の行いによって、相手が幸せになること」。周りに調和をもたらすこと、苦痛を取り除くこと、それは全て癒やしとなります。

いくら現代の医療は対症療法だからといって、それが癒やしではないなどと言うつもりは全くありません。

患者を治すことよりも、事務的に、機械的に診察し、ただこなすことにとらわれていれば、それは単なる医療行為であり、癒やしにはならないでしょう。しかしその医療行為でも、愛に裏付けられた動機で患者に接すれば、癒やしは行われるのです。

逆に、たとえ代替治療が副作用がなく効果的であるといっても、行う側が自己満足のためであったり、自分はこういうことができるのだという傲慢さ、また物質的なもののためにそれを行えば、もう癒やしとはなりません。

周りで接する人たちが心から愛をもって、優しく微笑みかける、明るく話しかける、その顔を見ただけで明るい楽しい一日を期待できる、そんな些細《ささい》なことが癒やしにつながるのです。

義務感で行う行為は、やらないよりはましなのですが、真の癒やしとはならないでしょう。

「やらせていただく」、大変だけれども、「相手に幸せを与えることができるなら」と言って、それが喜びとなってさせていただく行為というのは、愛の行為、すなわち「癒やし」なのです。

一方で、ガンで苦しむ本人はどうすればよいのでしょうか。

健康な人でも、1日およそ3千〜5千個のガン細胞が出来ているわけですから、これはガンと診断された患者さんだけでなく、誰もに言えることです。

自分で作っている「無理な生活スタイル」や「ストレス」によって、毒素が停滞していたとすれば、お医者様や他の治療に任せ切ってしまうのは、「他力本願」ということになります。原因を自分でつくったのなら、治すことも自分でできるはずです。

あなたは、肉体という「生命の根源体」（超微小生命体）を無数に有する超精巧な道具を備えた生命体であり、その道具の使い手です。

その道具をどう使うかは、一人一人違います。道具といっても、神のような「生命の根源体」（超微小生命体）を備えていますから、自然に治っていく力を持っています。

それをさえぎってしまうのが、その使い手であるあなたの「心の働き」なのです。

起こっていることを受け入れられないでいる自分の心に気付くと、ストレスは自分で作っていたことに気がつきます。

いかに理不尽なことに思えても、受け入れて赦《ゆる》すということを繰り返していくうちに、心のわだかまりが取れて、楽になります。

いくら悩み、考えてもうまくいかない、行き詰まるというのは、万物を司る法則に逆らっているときです。「万物を司る法」は「神の摂理」であり、「愛」です。そして、「生命」は「愛」そのものです。

つらい状況の中にあっても、「愛」を感じて生きることができれば、幸せを生む種となります。
「思考」が行く手を阻んでいる場合は、大きな愛で心を満たし、やさしく包んでみましょう。自分を、そして周りの人たちを。
「愛」を実現するための手段である「思考」が先行して、自分の欲求を満たそうとしたり、過去のことを悔やんだり、先のことを案じたりするときに考えるからストレスになるのです。

神のような叡智を持つ「生命の根源体」（超微小生命体）も、あなたの「心の在り方」によって、どう対処するかが変わってきます。

生命力が味方をしてくれるようになるためには、自分の生き方、考え方が「万物を司る法」に則っていなければなりません。それはすなわち、「愛」の実践ということであり、それにはまず、「愛」を感じて生きることから始まります。

第10章　Q&A

——質疑応答

Q：「第1章　ガンはどうして出来るか」で解説されている「生命の根源体」（超微小生命体）は、世紀の大発見というくらい重大なことに思えますが、どうして一般には知られていないのでしょうか？

A：「生命の根源体」（超微小生命体）のことは、医療関係者でも気付いている方はいらっしゃいます。しかし、ほとんどの医師は、その存在について教えられていません。一方、医療教育を提供する側は、「生命の根源体」（超微小生命体）のことはすでに知っていると思われます。

これまでに築き上げられてきた近代医療は、パスツールの細菌学や、ウィルヒョウ博士の細胞分裂説をベースにしており、「切る」「殺す」「焼く」といった、厄介者をとことん排除するというやり方がとられてきました。そして、**局所に顕れた症状を抑えるための化学合成した薬品**を、莫大な研究費をかけて開発してきたのです。

ところが今になって、白血球や赤血球、全ての細胞形成に関わる「生命の根源体」（超微小生命体）の存在を認めてしまいますと、今まで築かれた近代医療を根底から覆すほどの大事件になってしまいます。それで、分かっていながら表に出さない、ましてやそのような発見をもとに確立された治療法などは、迫害してしまおうとするわけです。

また、ガンが完治などしてしまっては、そういう勢力にとっては都合が悪くなります。「死なないけれども、健康ではない」、そういう状態こそが、この勢力にとっては、最も収益をあげることができるのです。

ですから、免疫力を回復して「生命の根源体」（超微小生命体）が喜ぶような治療法は教えませんし、極端な話、副作用によって新たに病気をつくってもらった方が、フトコロ具合はますますよくなる、というわけです。

それを阻止するためには、できるだけ多くの人が、そうした近代医療のカラクリに気付き、「生命の根源体」（超微小生命体）の存在と役割を理解することにより、ガン治療の新たなる展開に光を差していかなければならないでしょう。

Q：本書の内容は、どこから情報を得られたものですか？

A：本書の執筆陣の中に、4回もガンを患い、今ではガンを克服して元気にしている「キャンサー・サバイバー」がいます。自慢ではありませんが、「病気」と名の付くものはほとんど経験したといってもよいくらい、さまざまな疾患を経験しました。一度抗ガン剤治療を受けたときには、あまりのつらさに「こんな思いをするくらいなら死んだ方がマシ」とさえ思いました。以来、病院の検査、治療をはじめ、ありとあらゆる治療法、食事法、医薬品、サプリメントを試し、研究してきました。ガンの他にも、心臓の切開手術をしなければならないと宣告されたときも、後遺症のことを考えるとどうしても踏み切れないものがありました。それで、必死に他の治療法、身体に負担のかからない代替治療を模索したのです。

医薬品に関しては、医者さながらの知識を身につけ、その薬害についても偏見なしに評価してきたつもりです。そして見えてきたのは、製薬会社の利潤を生み出すための医療という巨大産業の実態でした。その勢力が恐れる存在というのが、タダ同然の民間療法や民間薬だったのです。手軽に、安価に手に入るもので、健康になってしまうものは、特許も取れないですし、儲かりません。そういったものは、隠蔽・迫害されてしまっていました。そこに着目したというわけです。ありとあらゆる病気を経験したお陰で、そういった目を養うことができたのだと思います。

また、「生命の根源体」（超微小生命体）に関しましては、執筆陣の中に医師がおり、位相差顕微鏡を使って実際に血液標本を観察してきた研究内容と、その他の学会の情報を統合しております。

Q：「生命の根源体」（超微小生命体）は、決して死ぬことはないということですが、ガン化した「生命の根源体」（超微小生命体）はどうして殺すことができるのですか？

A：本書で紹介している代替治療の一部で、「選択的にガン細胞を殺す」というような表記が出ていますが、これはそれぞれの代替治療の研究組織が公表しているもので、必ずしも「生命の根源体」（超微小生命体）の働きを理解した上で研究しているとは限りません。

全体の免疫力が下がり、代謝能力が低下しますと、毒素を排出できなくなります。そのまま放っておきますと即死してしまいますから、血液中に多く存在する「生命の根源体」（超微小生命体）が駆けつけて、毒素を取り込んでいきます。それが局所に顕れたのが「ガン」であり、肝臓に顕れれば「肝臓ガン」、胃に顕れれば「胃ガン」、肺に顕れれば「肺ガン」……となるわけです。

本書で紹介しているような、代替治療やサプリメントにより、自己免疫機能が回復してきますと、代謝機能も回復し、毒素を取り込んでガン化した「生命の根源体」（超微小生命体）は、尿となって排泄され、もしくは、取り込んでいた毒素を代謝サイクルに放出して、血液内に戻ります。ですから、決して死んでしまうことはなく、「殺す」こともできません。

考え方としましては、『ガン細胞が死んだ』のではなく、『ガン化した「生命の根源体」（超微小生命体）が、毒素ごと排除された』、もしくは『毒素を代謝排出できるようになって、元に戻った』とした方が納得がいくでしょう。

以上のことから、絶対行ってはいけないのが、免疫力を損なう治療法です。現在行われている外科手術、抗ガン剤による薬物療法、放射線療法のどれもが、免疫力を損なうものであることは、本書で解説しているとおりです。

Q：「生命の根源体」（超微小生命体）を直接摂取すれば、ガンに効きますか？

A：「生命の根源体」（超微小生命体）は、人間の体内だけでなく、動物、植物、鉱物、水、空気など、生命あるところ全てに存在します。つまり、普段飲む水や食べる食物からも摂取しているわけです。そして、体内に取り込まれますと、まずその人の環境に合わせた状態になります。さらに、各臓器や器官、組織ごとに役割を変えていきます。役目を終えますと、主に尿から排出されます。

確かに「生命の根源体」（超微小生命体）が多ければ、それだけ免疫力が上がるのは確かです。しかし、体内環境が悪ければ、本来の活動をすることができません。酸素の供給、水の供給、栄養の交換、血球のバランスなど、生命維持のためのさまざまな本来の活動から、毒素が多く発生しますと、それらを取り込むための策を講じなければならなくなります。

ということで、いくら「生命の根源体」（超微小生命体）をたくさん入れても、うまく働けない環境だとしたら意味がありません。大事なのは『「生命の根源体」（超微小生命体）が喜ぶ体内環境になっていること』です。

Q：この本で紹介されている治療は、どこで受けられるのでしょうか？

A：それぞれの療法について、以下に日本で受けることができる機関の情報を記します。インターネットで、お住まいの地域にこれらの療法を行っているところがあるか、検索してみてください。

また、本書を執筆した在フィリピンの非営利団体「アカデミー・オブ・ワールド・ヒーリング」（ＡＷＨ）にて、各種点滴療法、７１４Ｘ、コーヒー浣腸、ロイヤル・ライフ・マシーン、簡易温熱セラピーを受けていただくことができます。その他に、心霊治療やフォトンヒーリングといった、ほかでは受けられない療法もあります。詳しくは、「おわりに」をご覧ください。

●高濃度ビタミンC点滴療法

日本でも行っているクリニックが全国にあります。

●過酸化水素（H^2O^2）療法

個人で扱うのは危険なため、代替治療の専門機関にご相談ください。

日本では点滴による療法が主流のようです。まだ少ないですが、いくつか受けられるクリニックがあります。

●ビタミンB17（アミグダリン）点滴療法

ビタミンC点滴ほど多くはありませんが、日本でも行っているクリニックがあります。

●714X療法

こちらもあまりポピュラーではありませんが、日本でも行っているところがあります。

●ヤドリギ点滴療法

日本で行っているところはないようです。ドイツとスイスで行われています。

フィリピンのＡＷＨでは、ドイツからの製剤が入手され次第行われる予定です。

●コーヒー浣腸

キットを購入すれば自宅でもできますが、日本でも受けられるところが全国にあります。

●ロイヤル・ライフ　周波数療法

日本では、松浦優之博士の開発したＡＷＧ (Arbitrary Waveform Generator)が知られており、同様の効果が得られると思われます。ＡＷＧ治療を提供しているところはいくつかあります。

●温熱療法

日本でも行っているクリニックが全国にあります。

Ｑ：この本で紹介されているサプリメントは、どこで入手できるのでしょうか？

A：ほとんどが欧米で販売されていますが、インターネットで日本で注文できるものが多数あります。ちなみに本書を執筆した、在フィリピンの非営利団体「アカデミー・オブ・ワールド・ヒーリング」（AWH）では、本書で紹介されているほとんどのサプリメントをそろえています。

●エラグ酸（ELLAGIC ACID）

日本でアメリカのサプリメントを直販しているお店から購入可能です（ウェブで「エラグ酸」で検索）。

●エシアック（ESSIAC）

日本でカナダのサプリメントを直販しているお店から購入可能です（ウェブで「エシアック　ESSIAC」で検索）。

●ホキシー・フォーミュラ（HOXSEY'S FORMULA）

日本でもアメリカでも販売されていないため、ハーブを自分で調合するしかありません。

各種ドライハーブは、日本で入手できるはずです。

アメリカでは「HOXSEY-LIKE FORMULA」(ホキシー流の調合剤)というのが販売されており、もし海外サイトから購入する方法をご存知でしたら、それも一つの方法です。

●d-リモネン(D-LIMONENE)

わずかですが、日本でアメリカのサプリメントを販売しているところで入手できます。洗浄用のものと間違えないようにご注意ください(ウェブで「d-リモネン」または「D-LIMONENE サプリメント」で検索)。

●DMSO(DIMETHYL SULFOXIDE)

わずかですが、日本でアメリカのサプリメントを販売しているところで入手できます。塗りやすいロールオンタイプ、液体、ジェルといった形態で販売されています(ウェブで「DMSO サプリメント」で検索)。

●プロポリス(PROPOLIS)

日本ではポピュラーなので入手しやすいでしょう。高価ですが、ガンにはブラジル産のものがよいようです。

●ゼオライト（ZEOLITE）

日本でもアメリカ製のサプリメントが手に入ります。ただし、ＭＬＭ（マルチ商法）によって販売されている製品もあるようですので、購入の際はご注意ください（ウェブで「ゼオライト　サプリメント」で検索）。

日本産の天然ゼオライトが比較的安価に販売されており、煮沸洗浄消毒したものを水に入れて飲用することも可能です。

●カジメ（ECKLONIA CAVA）

日本でアメリカのサプリメントを販売しているところで入手できます（ウェブで「カジメ　サプリメント」で検索）。

しかし、サプリメントよりも食品として摂る方がよいでしょう。

●フコイダン（FUCOIDAN）

日本でもポピュラーなので入手しやすいでしょう。

●アヴェマー（AVEMAR）

日本では販売されていないようです。アメリカから取り寄せになります（ウェブで「AVEMAR SUPPLEMENT」で検索）。

●グラヴィオーラ（GRAVIOLA）

わずかですが、日本でアメリカのサプリを販売しているところで入手できます（ウェブで「グラビオーラ」で検索）。

Q：この本で紹介されているサプリメントの中で、どれを摂取したらよいのでしょうか？

A：人によって、生活環境、生活習慣、体内環境、体質、年齢、性別、ひいては、ものごとの捉え方、考え方、全て違います。当然ガンになった原因も人によって異なります。したがって、どのサプリメントが最も効果があるかということは、一概には言えないのですが、基本的に「免疫力を高める」「解毒作用のある」ものは、どなたが摂取されても健康維持・回復に役立つはずです。

本書で紹介しているサプリメントは、どれも副作用のほとんどないものばかりですから、いろいろと試されて、特定のアレルギー反応がみられる場合は別として、その中でも「自分に合っていると感じるもの」、「身体がよいと教えてくれるもの」を選ばれるとよろしいでしょう。

Q：この本に書かれている治療法やサプリメントは併用できますか？　また、病院でのガン治療と併用することはできますか？

A：本書で紹介されている治療法やサプリメントは、どれもほとんど副作用のないものばかりですので、基本的には併用しても問題ないはずですが、代替治療の専門機関にご相談されてからの方が安心でしょう。ただ、人によって体質が違いますし、ガンになった原因、生活状況などが異なりますので、組み合わせによって、もし違和感を抱いたり、重い症状が表れるようでしたら、中止してください。

なお、ガンが治る過程で、「好転反応」が起こることもあります。免疫力が上がって、代謝機能が回復し、毒素が排出されるようになりますと、その過程で頭痛がしたり、気分が悪くなったり、熱が出たり、お腹がゆるくなったり、といった症状が出てくることがあります。毒素が皮膚から出た場合は湿疹が出来たりもします。

これらの「好転反応」と、体質に合わないことによる「違和感」の違いを見分けることは難しいのですが、身体が軽くなって喜んでいるのにそうした症状が見られる場合は「好転反応」、それに対して、身体が受け付けないような、身体が嫌がっているような反応を見せる場合は、体質に合っていないのだと理解されるとよいでしょう。いずれにしましても、代替治療の専門機関に相談された方が安心です。

それから、病院での治療をすでに受けられている場合、本書で紹介しているような治療法や、サプリメントによって、放射線によるダメージや、抗ガン剤による副作用が緩和されることは大いに期待できます。また、そういう報告も多数されています。

基本的には、自己免疫力を回復し、代謝能力を高める、本来身体に備わっている自然治癒能力を促進するものばかりですから、併用されても差し支えないですし、むしろそうした代替治療のみに絞られた方が、ずっと効果的と言えるでしょう。

本文で解説されておりますように、抗ガン剤などの薬物、放射線などは、身体にとっては異物であり、それだけ毒素を体内に取り入れてしまうことになります。そして、免疫機能が壊されてしまいます。その後に代替治療に移行したとしても、その毒素を取り除くことから始めなければなりませんし、弱りきった免疫機能を回復させていくのに多くの時間を要することになります。

Q：三大治療も代替医療も受けずに何もしなかった場合、どうなりますか？

A：ガンは、身体全体の免疫力の低下に伴い、毒素を代謝する能力が落ちて、「生命の根源体」（超微小生命体）が救済に駆けつけて毒素を取り込んだ結果、出来るものです。「第2章　何もしない方がマシ」で解説しているとおり、免疫力を損ない、健康な細胞にもダメージのある外科手術、薬物療法、放射線療法の三大治療を受けるくらいであれば、確かにまだ何もしない方がマシです。

しかし、免疫力が低下している原因、毒素が代謝されない原因を探って、それを解決しないことには、腫瘍はますます大きくなり、悪化してしまうでしょう。

「生命の根源体」（超微小生命体）が活躍しづらい、つまり自然治癒力が発揮できないほど悪化した体内環境というのは、免疫力が低下している状態です。それは、嫌なことがあって気分が落ち込んでいたり、悩みや不安を抱えて心が重い状態が長く続いていたからかもしれません。心と身体は密接に関係しているのです。

また、「生命の根源体」（超微小生命体）が処理しきれないほどの毒素が取り込まれたり、ストレスなどによって活性酸素などの有害物質が体内で発生している場合もあるでしょう。

食生活や生活習慣の見直しもさることながら、心の状態、ネガティブな思考パターンにはまっていないかどうか、静かに内省してみることも必要でしょう。

いくら考えても行き詰まるのは、万物を司る法則に逆らっているからです。「万物を司る法」は「神の摂理」すなわち「愛」です。そして「愛」は「生命」です。「愛」のない思考・言葉・行いは、全て自分にかえってきます。つらい状況の中にあっても、「愛」を感じて生きることができれば、幸せを生む種となります。

本書で紹介しているような代替治療やサプリメントは免疫力を損なうことなく、「生命の根源体」（超微小生命体）を喜ばす環境をつくってくれますが、最終的に健康を取り戻すものは、自分が「万物を司る法」すなわち「愛」を感じて生きるようになるかどうかにかかっていると言えるでしょう。

Q：末期ガンと宣告され医者からは見放されました。それでも代替治療で治った方はいますか？

A：医学で第4ステージと呼ばれる末期のガン、さらに全身に転移がみられ、医者に見放された状態から、代替治療に移行される事例が多いため、はじめからハンディを背負っているようなもので、代替治療の効果は過小評価されがちです。しかし、そうした医者から見放された末期のガンでも、代替治療によって完治した事例は多数報告されています。本当は、抗ガン剤による薬物療法や、放射線治療を受けて免疫機能を破壊してしまう前に受ければ、代替治療による治癒率は、もっと高いはずです。

ところで、ガンに対して治癒率の高い代替治療は他にもたくさんあります。本書では、その中でも特に効果の高いものを取り上げました。

Q：最近脚光を浴びている「免疫療法」は受けても安全でしょうか？

A：本書は医学書ではありませんし、医学的な見地からはお答えすることはできませんが、本来なら自分自身の身体の免疫力を高めていかなければならないのです。そして、毒素が発生している原因を解消しなければならないのです。たとえ外部で免疫細胞を培養して戻したとしても、一時的にはよくなったように感じられるかもしれませんが、毒素が発生している根本原因の治療とはなりえないでしょう。

ただ、「切る」「焼く」「殺す」の三大療法に比べれば、健康細胞を傷つけるわけでもないので、比較的安全と言えるのかもしれません。

しかし、ガンになった理由も千差万別です。にもかかわらず、「これこそが唯一の治療法」というものがあったとしたら、おかしな話です。

何とか患者さんを救って差し上げたいという医師の気持ちは理解できますし、その努力は認められますが、人間の考えることなどはるかに及ばない「生命の根源体」（超微小生命体）の叡智を信じて、それが活躍できる環境、喜ぶ環境をつくる、つまり免疫力を高める方法を模索される方が、生命の摂理にかなっているのではないでしょうか。

「生命の根源体」（超微小生命体）が、宿っている生命体（人間）を守るための叡智によりガンが出来ている、すなわち「ガン」は必要があって出来ているということを忘れてはならないでしょう。

Ｑ：免疫力の低下がガンを招くということですが、毒素がまだあまりないと思える幼児にどうしてガンが出来るのでしょうか？

Ａ：霊的なものも含めて、いろいろな要因が考えられます。医学的には、まず遺伝子の問題が原因とみなされるでしょうが、母体にいるときの胎内環境により、免疫および代謝機能が不完全な状態で生まれてくることもあると考えられます。

Ｑ：高濃度ビタミンＣ点滴療法は、どれくらいの頻度で、どれくらいの期間受ければよい

のでしょうか？

Ａ：ビタミンＣの血中濃度を、ガンを消滅させるのに必要な４００ミリグラム／デシリットルにまで高めるためには、その人の生活環境、体重、年齢などによって、その頻度や投与量は変わってきますが、最初の６カ月は週２回、その後６カ月は週１回、開始２年目は月２回、その後は月１回で継続、というのが一般的な目安です。しかし、ビタミンＣに対して過敏でない場合は、頻度や投与量を多くした集中治療も可能です。ただし、その際には熟練した医師の監視が必要です。

Ｑ：炭はマイナスイオンを発生させますか？

Ａ：発生させるのではなく、炭は多孔質で、空気中のプラスイオンや埃、臭いなどを吸着してしまうため、結果的にマイナスイオンが残るというように考えた方が妥当かもしれません。

Ｑ：マイナスイオン発生装置は効果がありますか？

A：全て天然のものに越したことはありませんが、マイナスイオンがないことの方が弊害がありますので、どうしても自然の環境に身を置けない、トルマリンを手に入れることができない方は、そうした装置の使用も検討されてもよろしいでしょう。

おわりに

ガンは、免疫機能が回復すれば治ります。

免疫を回復する方法は、人によっても、免疫が下がった理由によっても異なるはずですから、「この治療法だけが治せる」というのがあったらおかしいのです。

また、ある人にはさほど効かなかった回復法も、別の人には劇的な効果をもたらすこともあり得ます。

いろいろ試す中で、自分に合ったものを選びましょう。もしかすると、ある一つの方法で治るかもしれないし、複数の方法を組み合わせて治る人もいるでしょう。

いずれにしても、絶対にしてはならないのが、免疫力を損なう治療です。

大部分の方は、余命あと2～3カ月などと宣告されてから、つまりお医者様がこれ以上どうすることもできず、さじを投げられてから、代替治療などを模索されます。

それでも助かる方はいらっしゃいますが、統計的には、それで亡くなられた方も、代替治療を実行してもなおかつ効果がなかった例として、勘定されてしまいます。
外科手術、薬物療法、放射線療法の三大療法を行った後では、細胞はダメージを受け、免疫システムがかなり弱っていますから、そのダメージを回復させるところから始めなければならないため、修復に余計にエネルギーと時間を要することになるわけです。

こういうことにならないよう、できるだけ早いうちに、また身体への多大なる負担と副作用を伴う療法を行う前に、本書で紹介したような健康法を実践し、安全な療法を受けられることを願ってやみません。

そういう意味で、死ぬそのときまで健康に過ごすためには、「予防」がなによりも大切なのです。本書で紹介しているような日常簡単にできる、免疫力を高める健康法を行い、さらに代替治療の専門機関でデトックスなどの療法を定期的に受けられることは、病気の予防と健康維持に役立ちます。

本書で解説されているように、私たち人間の身体には、実に数多くの「生命の根源体」（超微小生命体）が宿っています。人間の身体を「地球」に喩えますと、私たち一人一人は、

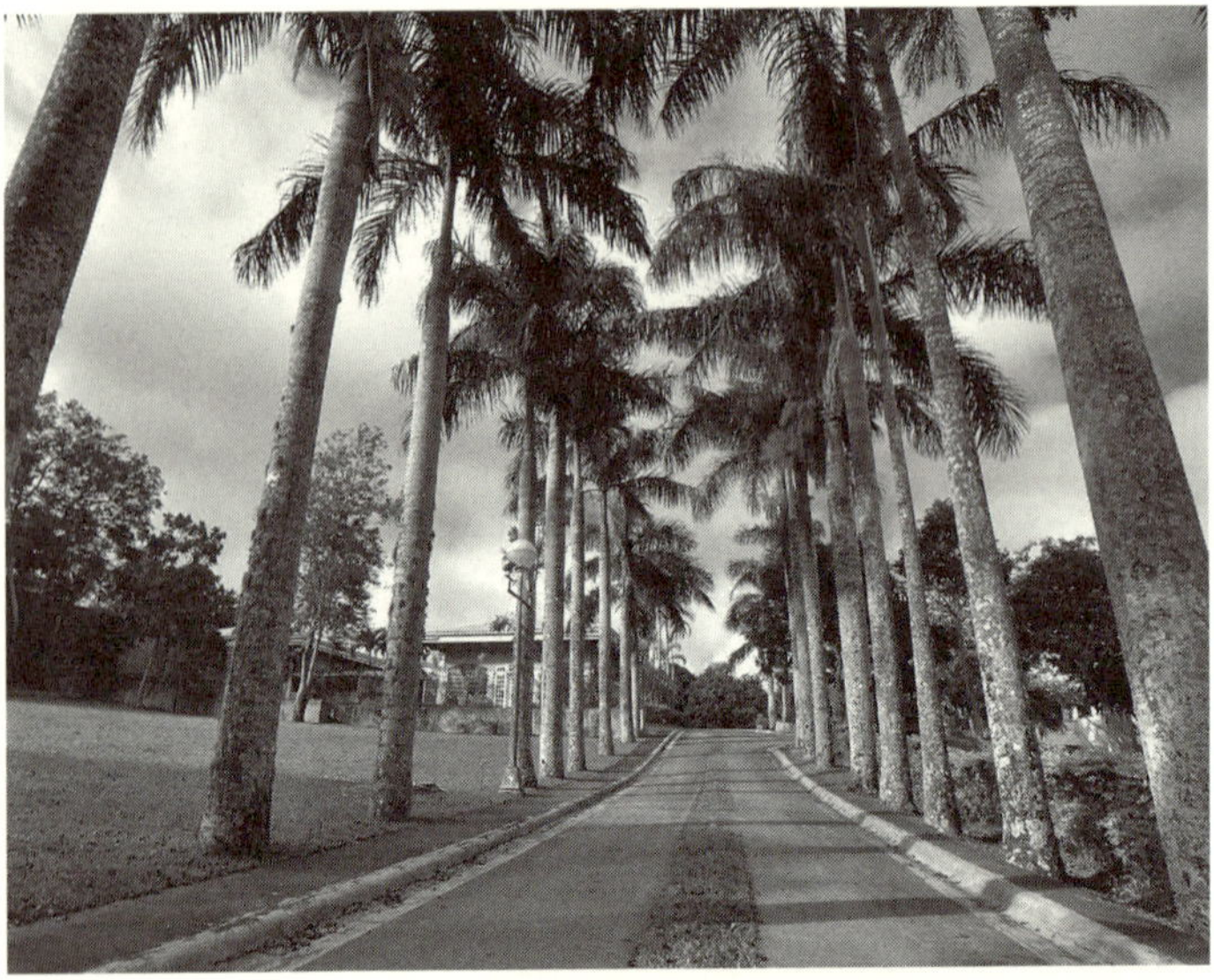

アカデミー・オブ・ワールド・ヒーリング　エントランス

地球を構成する「細胞」であると言うことができるでしょう。

今、この地球が病んでいます。汚染し続けた水、空気、土壌、そして絶滅の危機に追いやられた動物や植物などは言うまでもなく、人間同士の争い、敵対、憎しみといった想念までもが影響しています。共生共存が求められる時代に、「ガン」という病気は、人類に表れたその「ひずみ」であるとも言えるのです。

この本の編者である、フィリピンのタガイタイにある非営利団体「アカデミー・オブ・ワールド・ヒーリング」（ＡＷＨ）は、人を癒やすこ

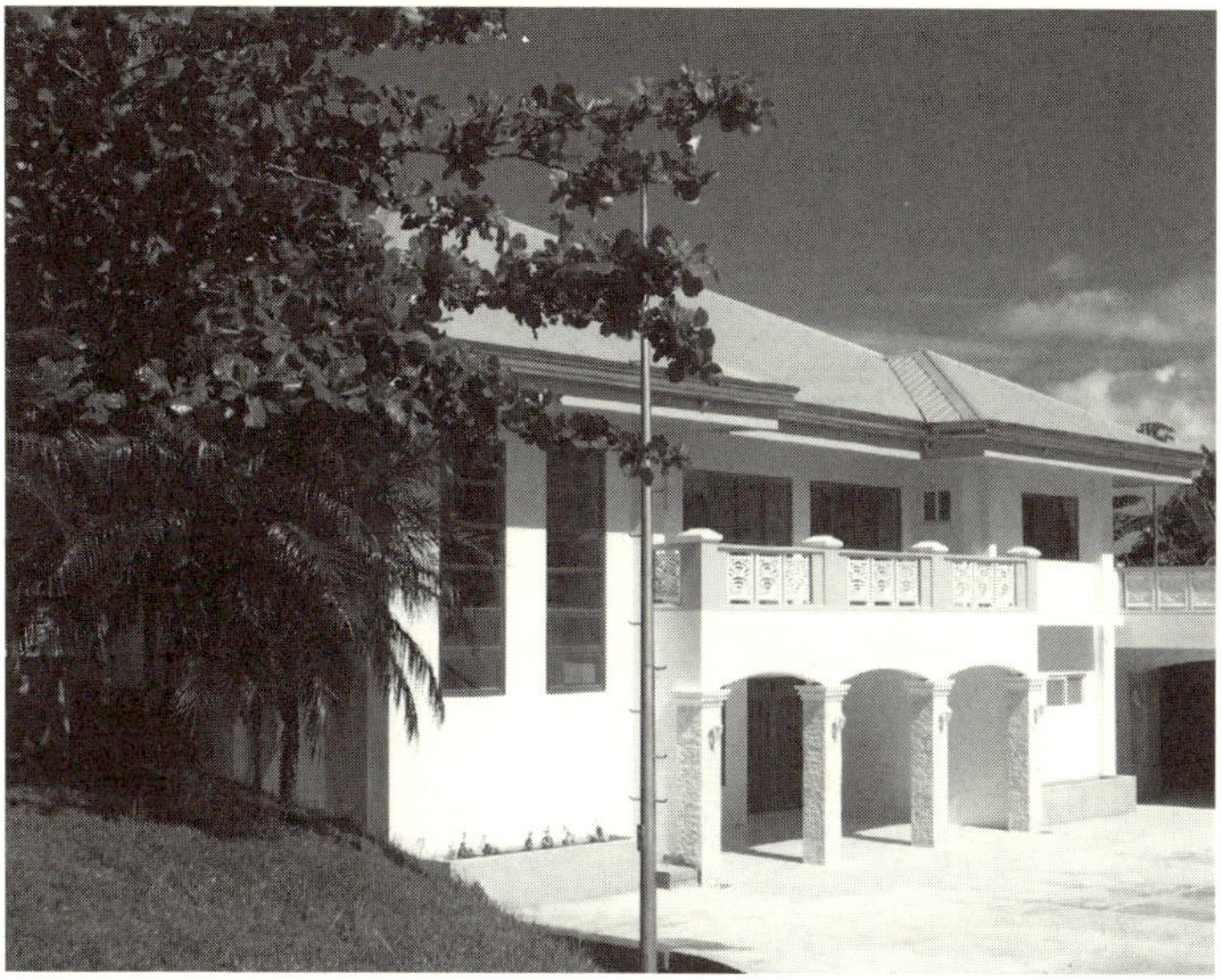
アカデミー・オブ・ワールド・ヒーリング　アネックス

とに加えて、病んだ地球の癒やし（環境保護）さらに地域社会への貢献もを経営理念としています。有志の日本人・日系アメリカ人が個人的寄付により創設し、無給の奉仕活動で運営にあたっています。

ＡＷＨでは、本書で紹介しているサプリメントのほとんどがそろっており、本書で紹介している代替治療のいくつかを同時に受けることが可能です。そのほかにも、優れたデトックス効果を発揮する「心霊治療」や、副交感神経を通して各臓器に指令を送る脳幹の修復ができる「フォトンヒーリング」など、他では受けることができない療法を組み合わせて受けることが可能です。

宿泊できる施設も敷地内にあり、経験豊かな現地の医師たちが監修しています。

また、近海からのオゾンを多く含む空気がおいしい、緑あふれる風光明媚《ふうこうめいび》な環境は、ただそこにいるだけで、訪れる人の心まで癒やしてくれます。熱帯雨林気候であるにもかかわらず、550メートルの標高が心地よい涼しさを提供してくれ、まさに瞑想をするには格好の場所です。

瞑想指導のほかにも、過去生療法やスピリチュアルカウンセリングなども受けることができます。

「フォトンヒーリング」(Photon Healing) は、あらゆる空間に満ち満ちているフォトン（光子）エネルギーによるヒーリングです。その遠赤外線に似た熱は、身体の深部まで到達し、熱に弱いガン細胞などにはこれだけでも効力を発揮します。

また、ヒーラーの手から発せられるマイナスイオンにより、赤血球のヘモグロビンの中の鉄が電化して、より多くの酸素を取り入れ、全身に酸素を供給していきます。さらに、その電気的性質によって、神経の伝達回路が修復され、免疫が上がり、代謝が促進されます。

肉体だけでなく、精神面である「心」と、神性部分である「魂」の浄化までもが行われ、感情のブロックが取れて大声で泣いてしまわれる方もいます。これは、愛のヒーリングなのです。

それから、フォトンヒーリングで忘れてはならないのは、「脳幹」（Brain Stem）の修復です。

「脳幹」というのは、間脳の下にある「中脳」「橋」「延髄」を合わせた総称で、各臓器をコントロールする役目を担っています。

眠っているときは、大脳・小脳は休んでいて、起きているときのような意識もありませんが、心臓は動き続けています。いちいち大脳で命令しないと止まってしまうようでは、おちおち寝てもいられません。

胃も腸も、食べ物が入ってきて「これは炭水化物だからこちら」「これはタンパク質……」というふうに、いちいち大脳から指令を出していなくても消化し、栄養を吸収し、必要なところに分配してくれているわけです。

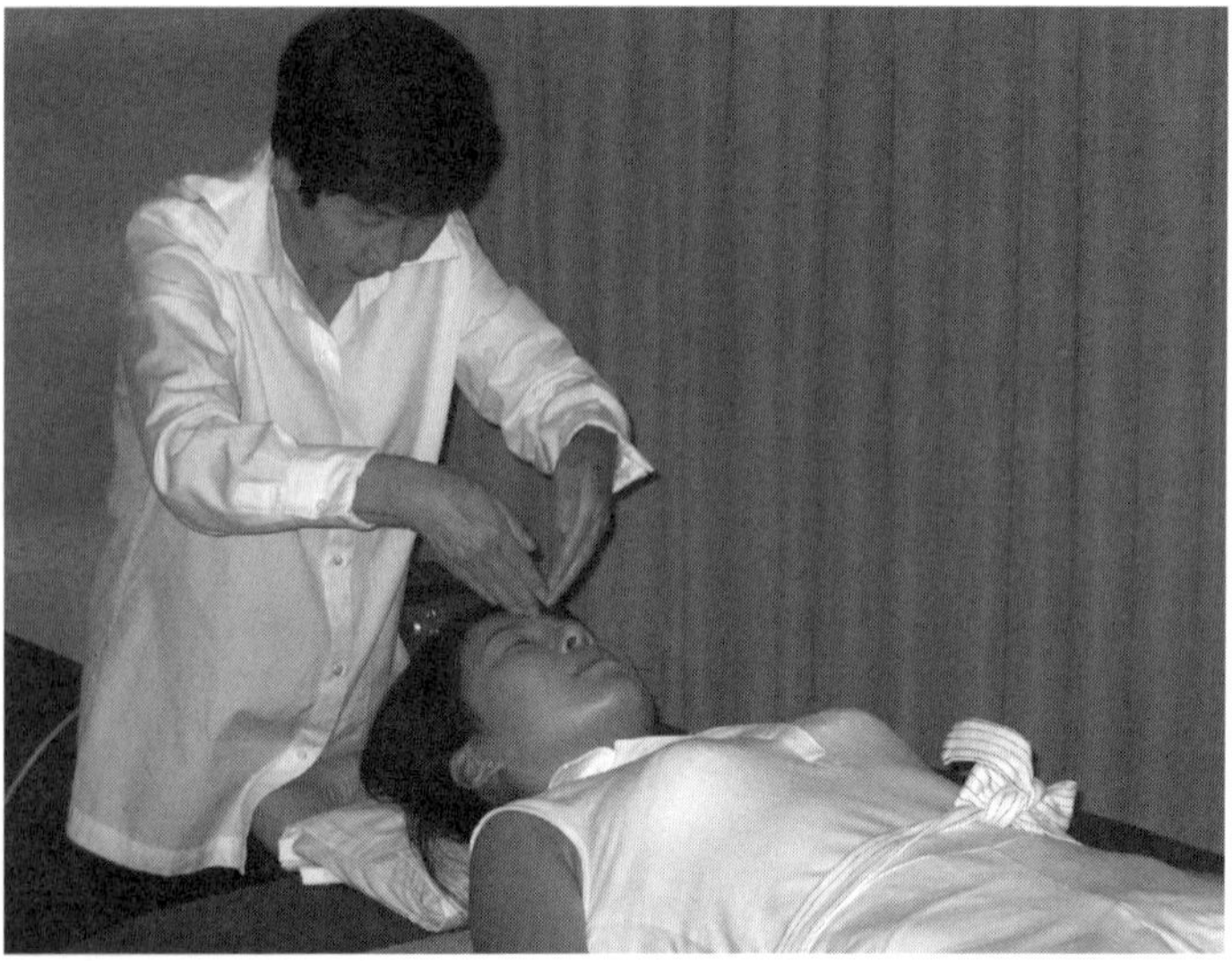

フォトンヒーリング

　これは、実は副交感神経を通して、脳幹という細かい神経の網の目のような回路が、自律的に指令を出してくれているからできる芸当なのです。
　そういった意味で、思考や判断を司る「大脳」、そして運動機能を司る「小脳」に対して、「脳幹」は「命」そのものを司るといっても過言ではありません。

「胃の調子が悪い」と言って、お医者様に診てもらっても、胃にはどこも悪いところが見つからない。「自律神経失調症ですね」とおかしな病名を告げられ、胃薬をもらって帰ってくる。このような状況の場合は、実は脳幹の損傷、もしくは神経の伝達経路の損傷が原因であることが少なくないのです。うまく臓器に指令が伝わっていないわけです。

フォトンヒーリングによって、高い電磁波のエネルギーを脳幹に与えますと、神経の電気の流れが修復され、切れていた回路が通るようになります。

ＡＷＨについて詳しくは、ウェブサイトをご参照ください。

●アドレス＝http://www.awhfoundation.org/jp

もし連絡をご希望の際は、ウェブサイトからお問い合わせフォームを送信することができます。

ところで、本書のような、「ガン」という巨大産業を脅かす内容の本が世に出れば、その「金のなる木」に携わる勢力からの圧力がかかるのは目に見えています。しかし裏を返せば、その勢力が躍起になってつぶそうとする代替治療は、「ホンモノ」であるという証明になるのではないでしょうか。

また、日本においては、「流行り」的な盛り上がりを見せることが多く、ガンの代替治療も、単に一過性のブームで終わってしまうことが危惧されます。

安価で副作用のほとんどない、自己免疫力を回復させていくことで優れた効果を発揮させる代替治療を定着させるためには、その理解を促す地道な努力を続けていくことと、受ける側も単に「効いた」「効かなかった」と安直に判断するのではなく、十分な理解をもって臨んでいく姿勢が必要とされるでしょう。

本書で説明されているいろいろな健康法や治療法の実践もさることながら、ガンになった原因を探る勇気も大切です。ガンは自分の命を守るために出来たものであることを、もう一度思い出してみましょう。そのままでは、毒素が回ってすぐ死んでいるところを、ガンが出来てくれたお陰で助かっているのです。

●身体に負担のかかる食生活をしていなかったか
●かたくななまでの強い思い込みから「こうあるべき」と決め付け、自分や周りの自由を奪っていなかったか

●「憎しみ」「怒り」「妬み」といった感情に支配され、自らをも傷つけていなかったか
●まだ起こっていないことを案じ、「心配」「不安」「恐れ」に支配されていなかったか

そして、今までのストレスをためる生活習慣や考え方を改めようと、意識の転換をする決意をしたとき、今までになかった大きな飛躍が自分の中に生まれるはずです。

それは、私たちの健康を支えてくれている「生命の根源体」（超微小生命体）への感謝であり、今まで自分を支えてくれた方々への感謝、生かされていることへの感謝なのかもしれません。

もし私たちを創った「創造主」を「神」と呼ぶならば、その創造物である私たちを神が苦しめるというのは納得がいきません。人類全体が恐れ、忌み嫌っている「ガン」でさえ、神の慈悲であるならば、神は決して私たちを見捨てていないという証しではないでしょうか。

そして、神は私たちに「自己免疫力」「自然治癒力」というすばらしい贈り物を内在させてくださっているのです。

「自分が神だったら……」というのは少々おごった考え方かもしれませんが、少しでも神

に近づこうとするとき、少しでも神が内在してくださった贈り物を信じて発動しようとするとき、奇跡と呼ばれることが起こるのでしょう。いや、実際に起こっているのです。「生命の根源体」(超微小生命体)は、本書で紹介している治療法や健康法によっても活性化されますが、その鍵を握る一番の司令官は「あなた」なのです。司令官であるあなたが「治る」と信じれば、「生命の根源体」(超微小生命体)は働きやすくなります。

そしてあなたの意識が、慈悲深く献身的な「生命の根源体」(超微小生命体)の意識と共鳴したとき、真の癒やしがもたらされるでしょう。

自分の中の神――「命」というもの――それは、どのようなものでしょうか。おそらくそれは感謝であり、調和であり、どこまでも深い愛と慈悲であるに違いありません。

最後に、本書の執筆にあたって並々ならぬご協力をいただいた、ラトキー良子、宮森貴美代、宮木和子、金地美樹、籠田秀昭(敬称略)に感謝の意を表します。

執筆者代表　高山敬史